·巧学妙用中草药系列·

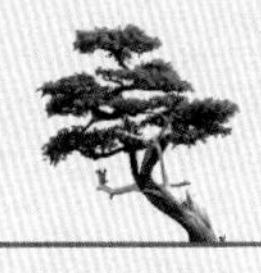

糖尿病中医调养方

主　编　赵　越

副主编　张　舒　刘春玲

编　委（以姓氏笔画为序）

朱　琳　刘春玲　孙心怡　张　越

张　舒　张长华　赵　越　陶承志

熊　燕

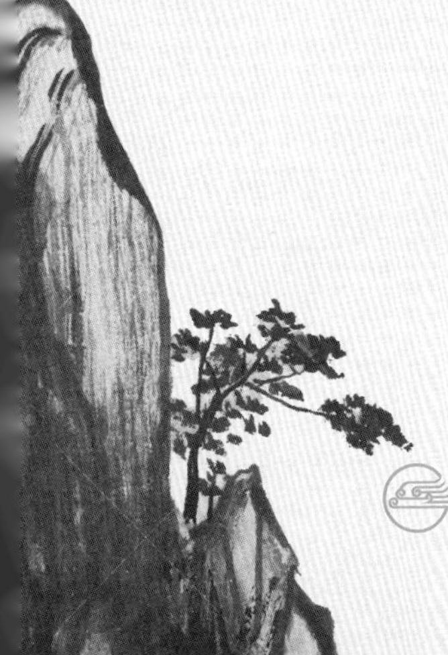

人民卫生出版社

图书在版编目（CIP）数据

糖尿病中医调养方 / 赵越主编. -- 北京：人民卫生出版社，2018
（巧学妙用中草药系列）
ISBN 978-7-117-25302-4

Ⅰ. ①糖… Ⅱ. ①赵… Ⅲ. ①糖尿病 – 中医治疗法
Ⅳ. ①R259.871

中国版本图书馆 CIP 数据核字（2017）第 245293 号

糖尿病中医调养方

主　　编：赵　越
出版发行：人民卫生出版社（中继线 010-59780011）
地　　址：北京市朝阳区潘家园南里 19 号
邮　　编：100021
E - mail：pmph @ pmph.com
购书热线：010-59787592　010-59787584　010-65264830
印　　刷：北京铭成印刷有限公司
经　　销：新华书店
开　　本：889 × 1194　1/32　**印张：**9　**插页：**16
字　　数：158 千字
版　　次：2018 年 2 月第 1 版　2018 年 2 月第 1 版第 1 次印刷
标准书号：ISBN 978-7-117-25302-4/R · 25303
定　　价：35.00 元

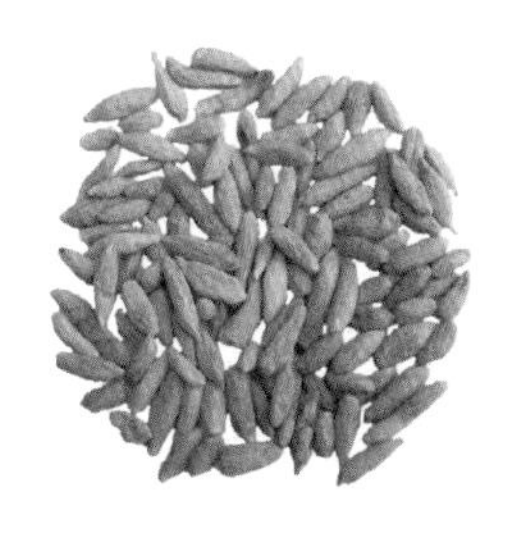

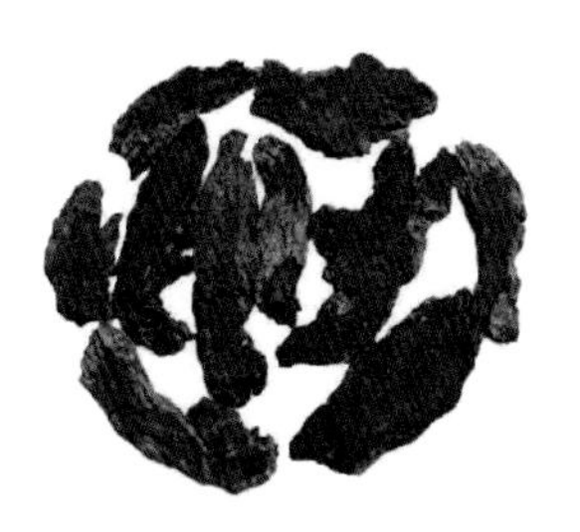

麦冽 ········· 玄参

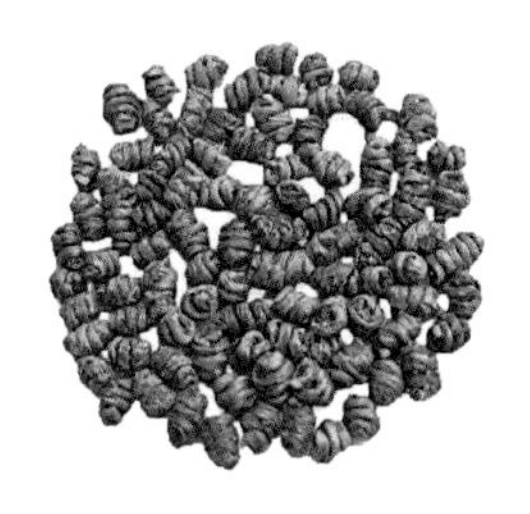

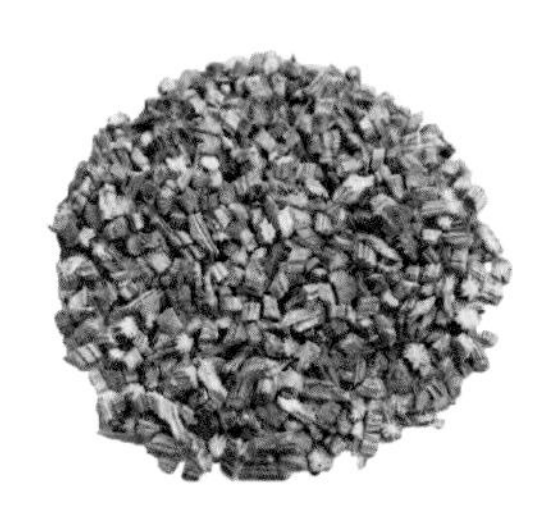

枫斗石斛 ········· 黄草石斛

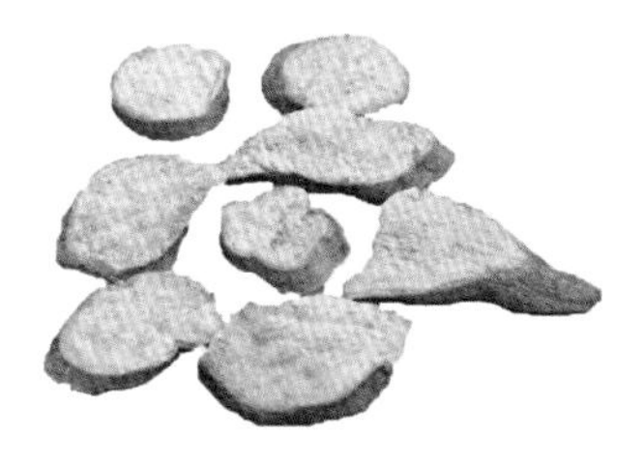

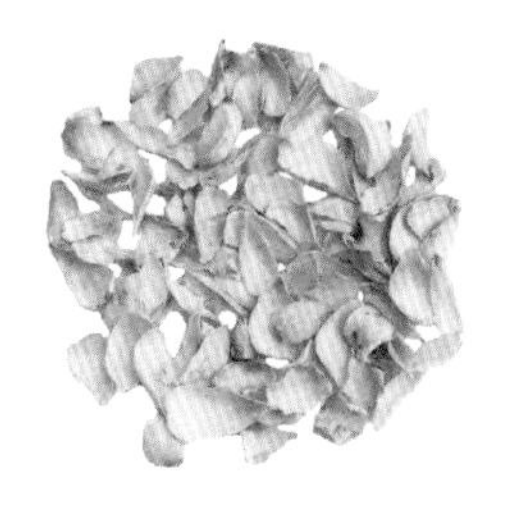

天花粉 ········· 百合

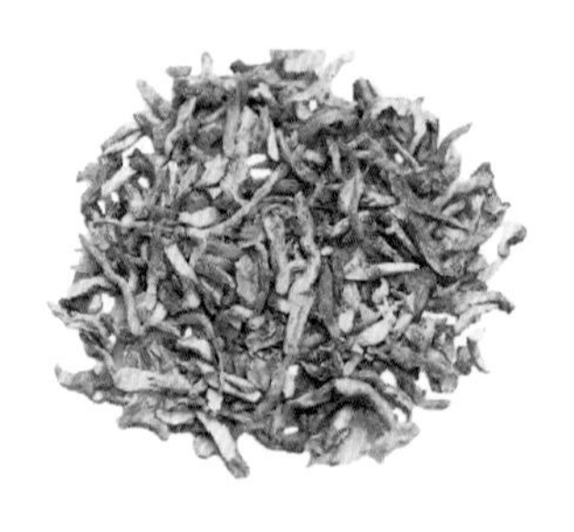

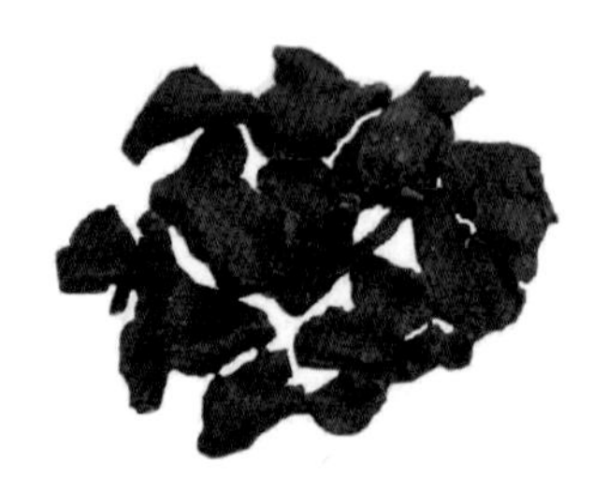

玉竹 黄精

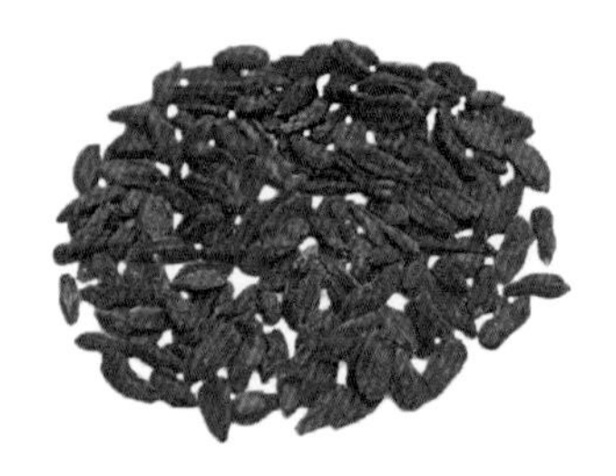

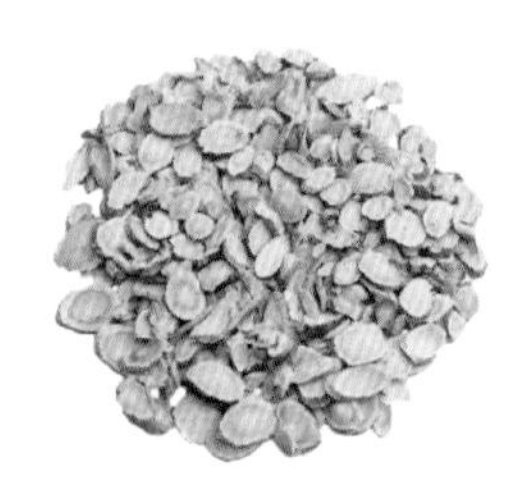

枸杞子 黄芪

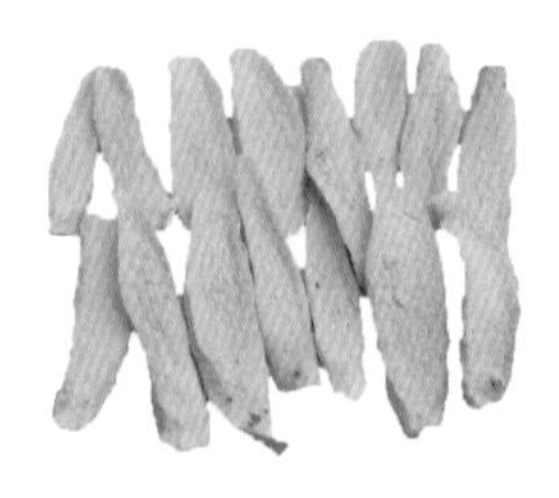

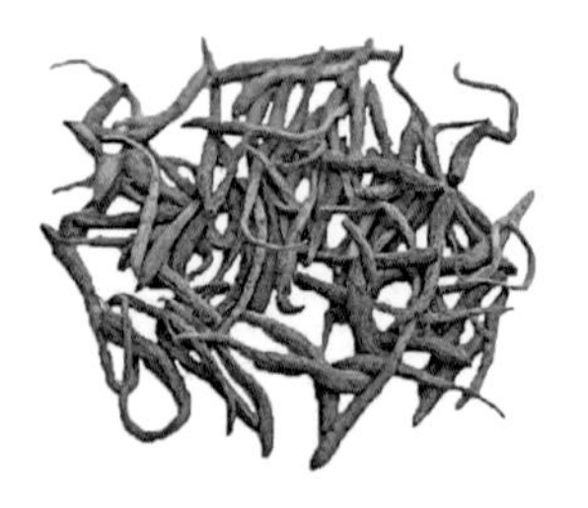

山药 太子参

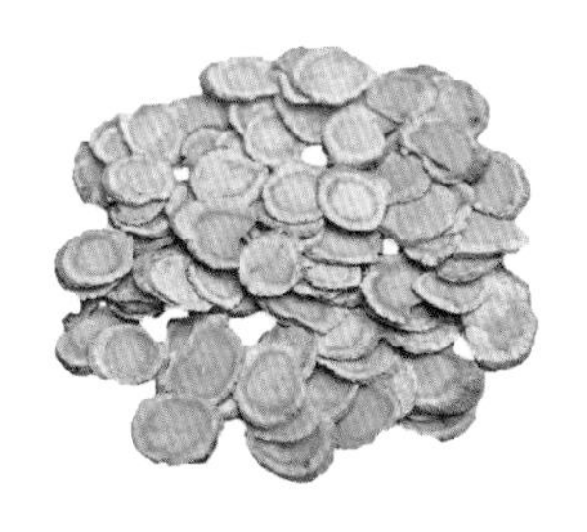

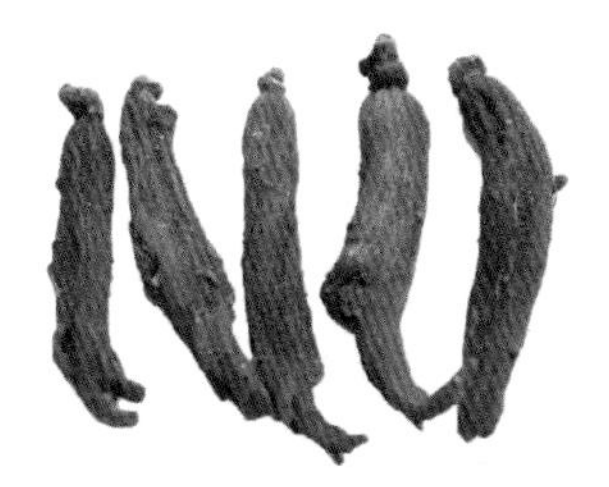

西洋参 ·· 红参

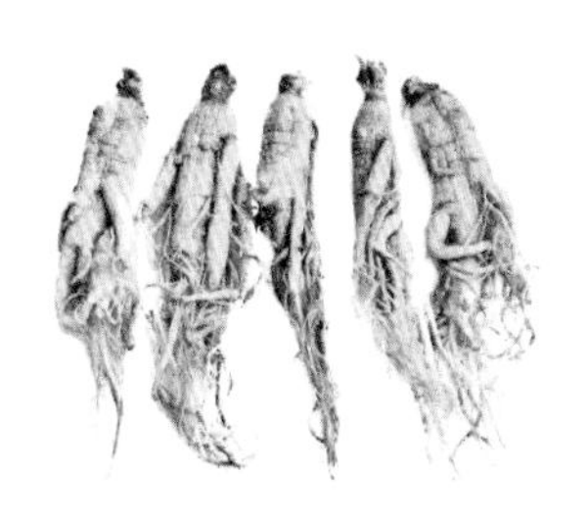

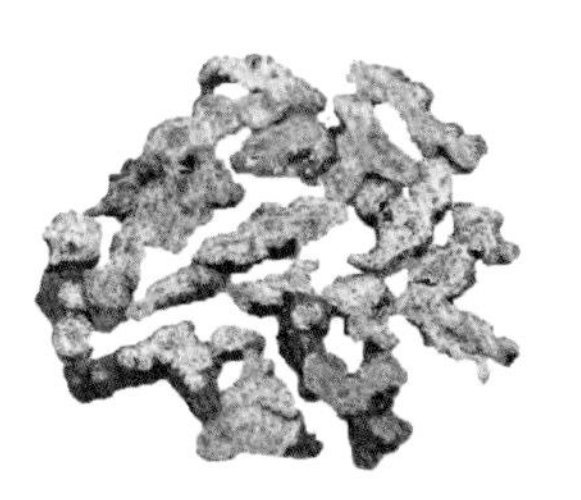

生晒参 ·· 生苍术

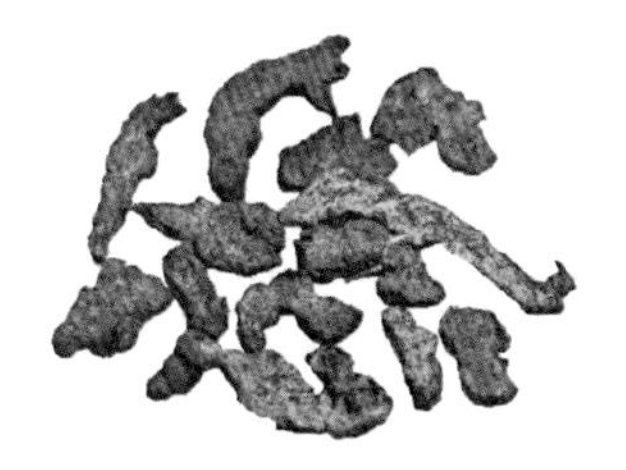

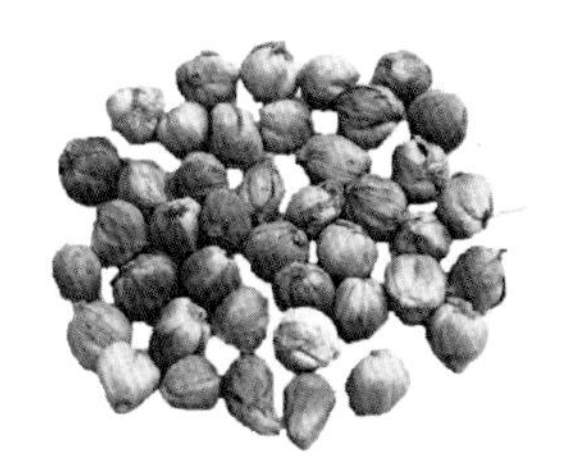

炒苍术 ·· 白豆蔻

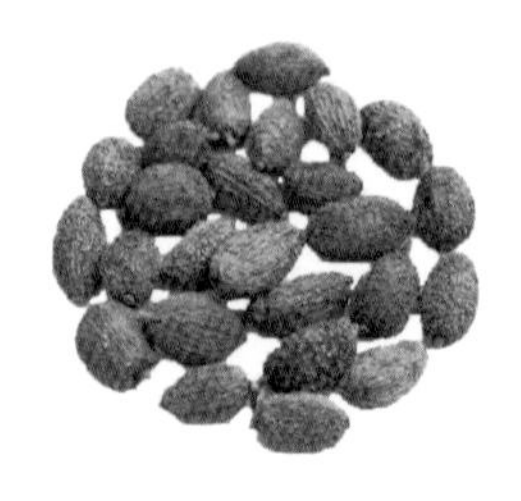

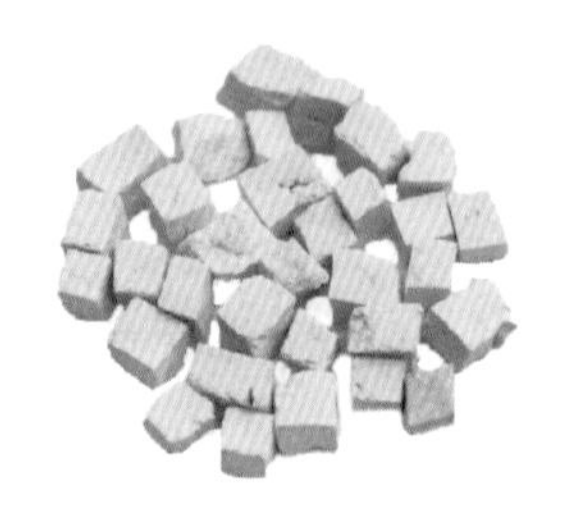

砂仁 ········ 茯苓

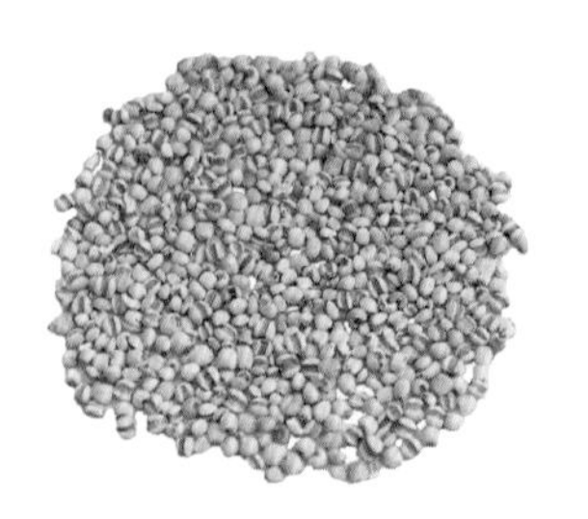

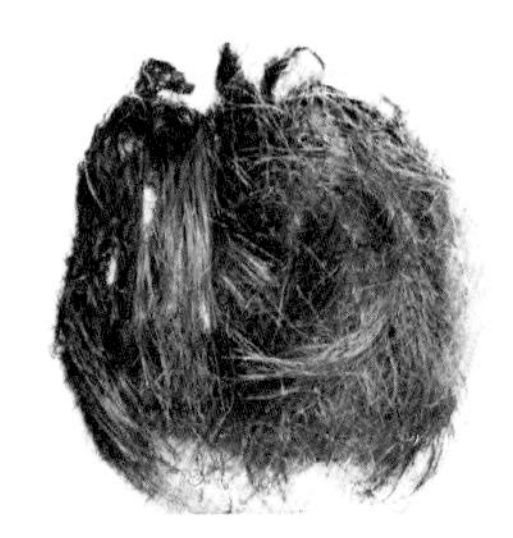

薏苡仁 ········ 玉米须

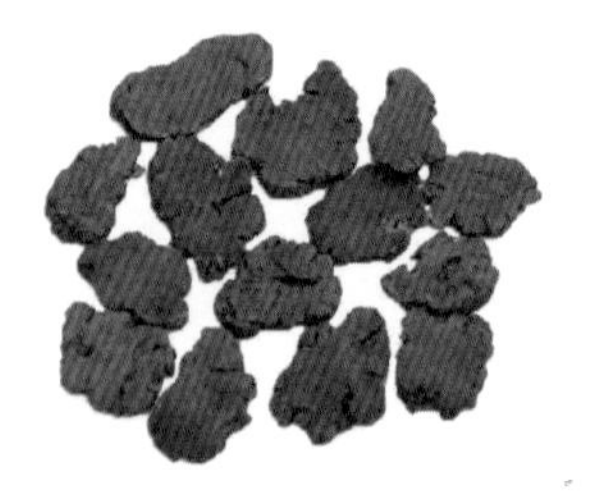

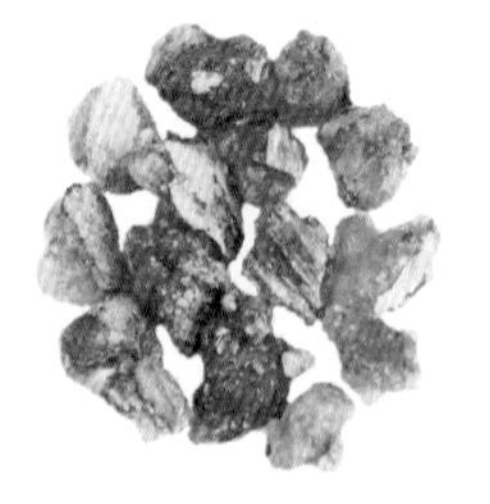

炒川芎 ········ 生乳香

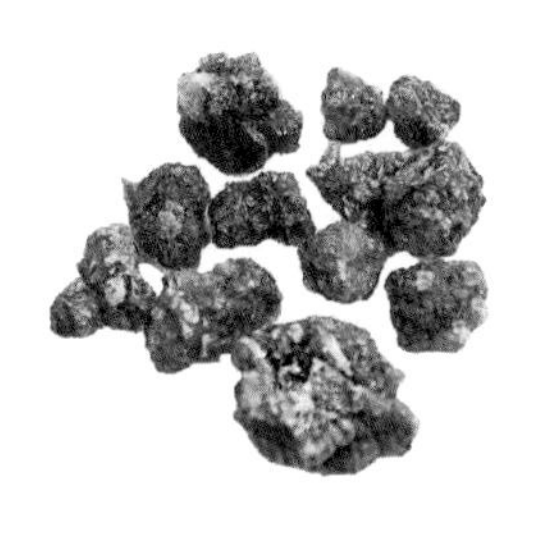

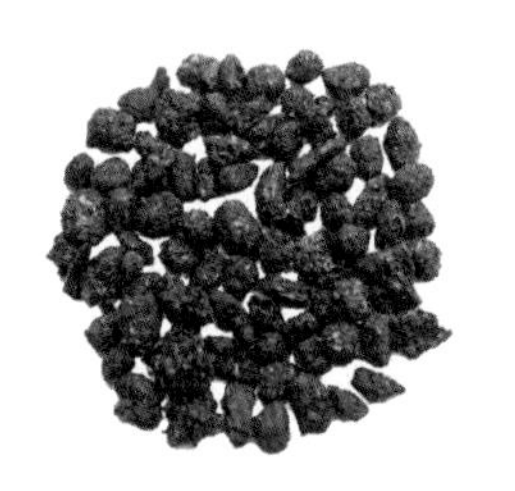

制乳香 ·············· 生没药

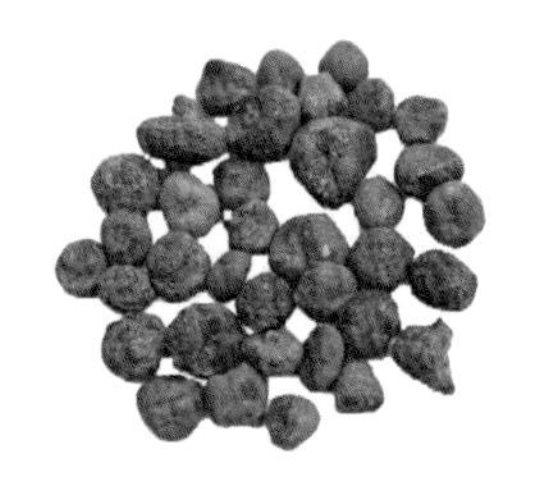

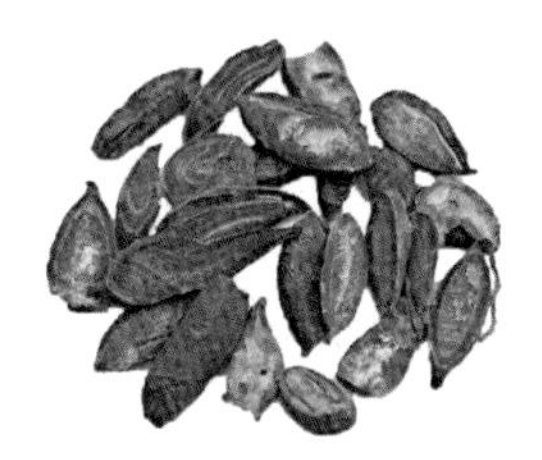

延胡索 ·············· 郁金

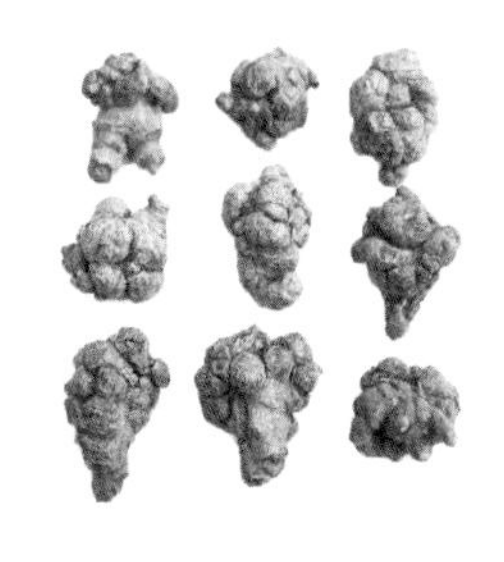

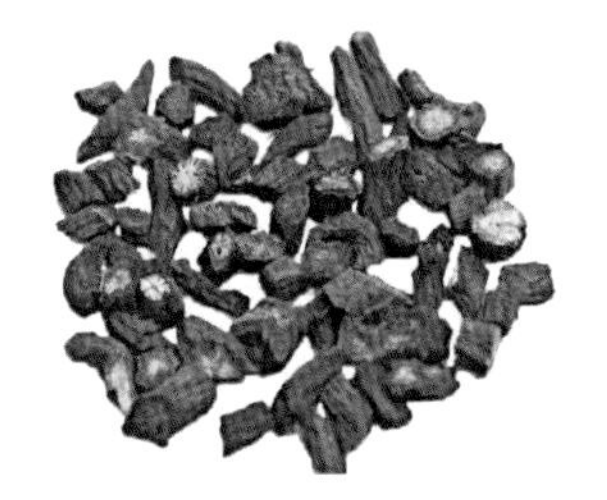

三七 ·············· 丹参

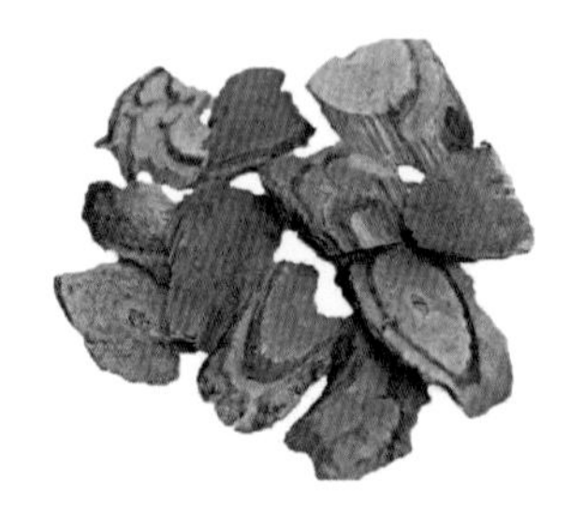

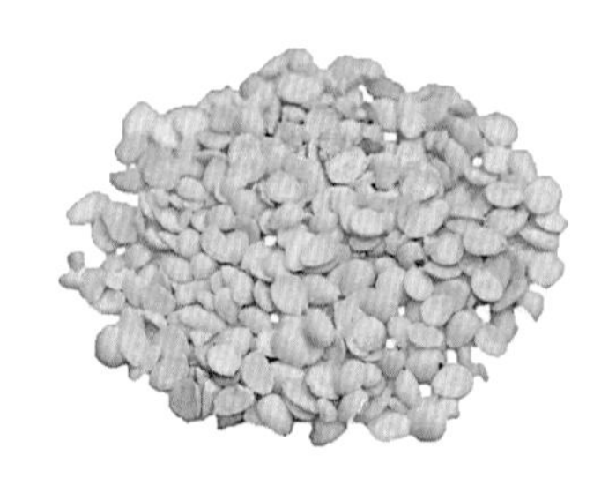

鸡血藤 桃仁

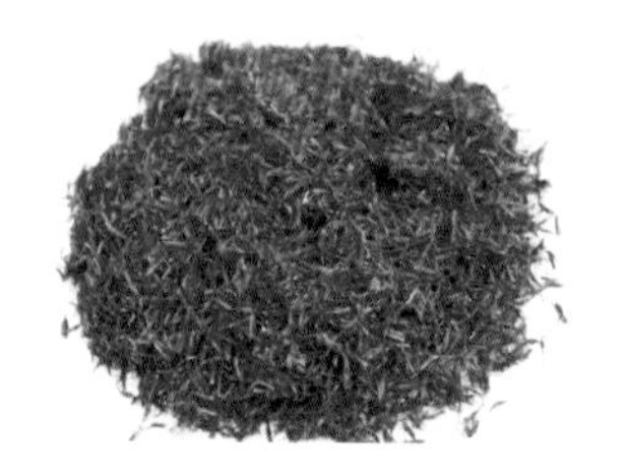

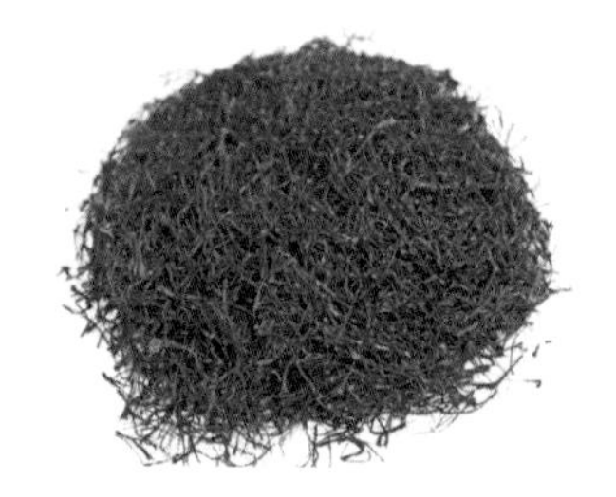

红花 藏红花

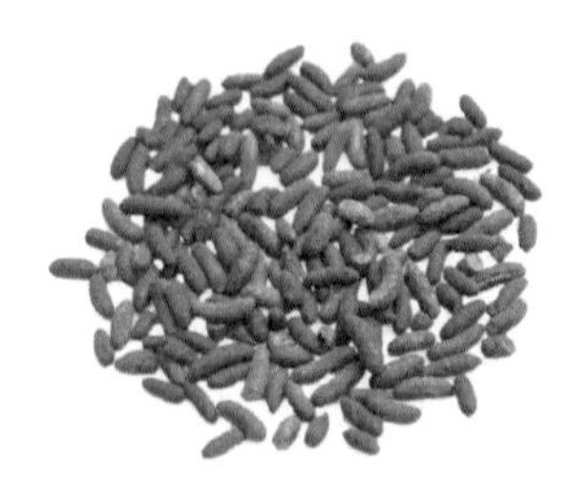

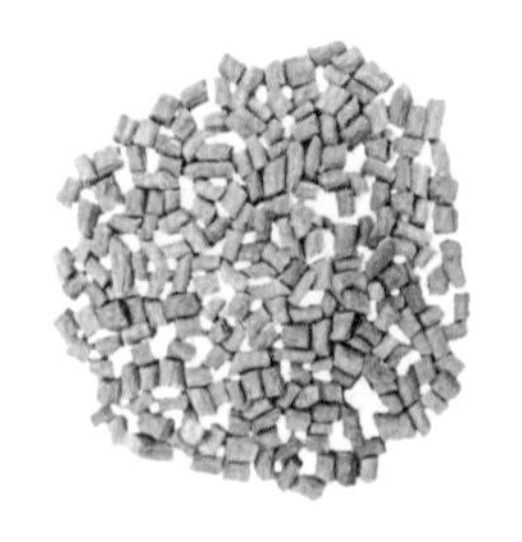

五灵脂 怀牛膝

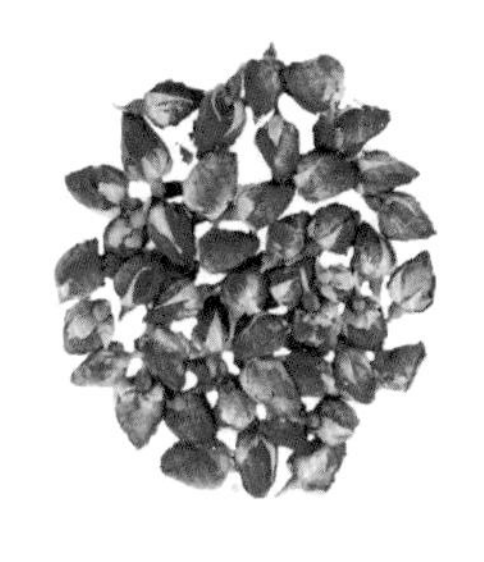

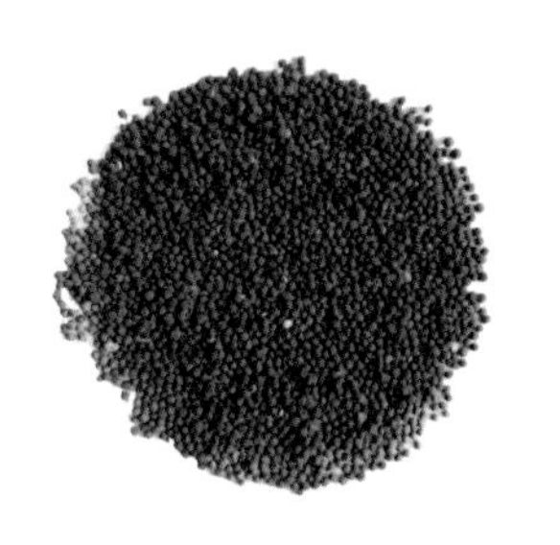

月季花 生王不留行

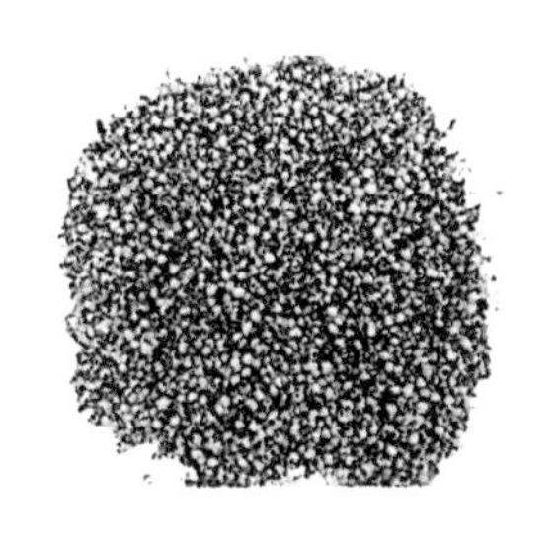

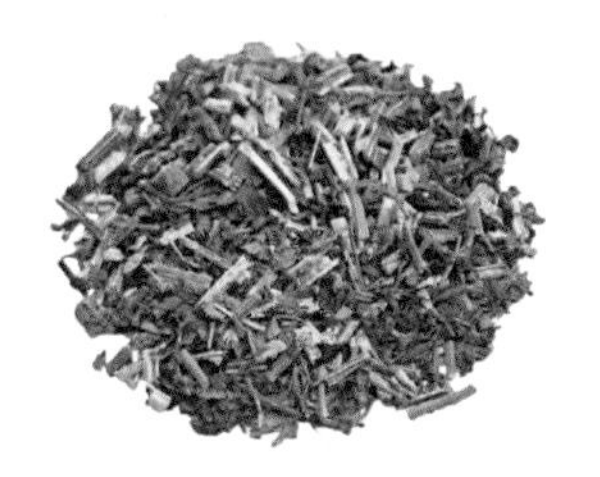

炒王不留行 刘寄奴

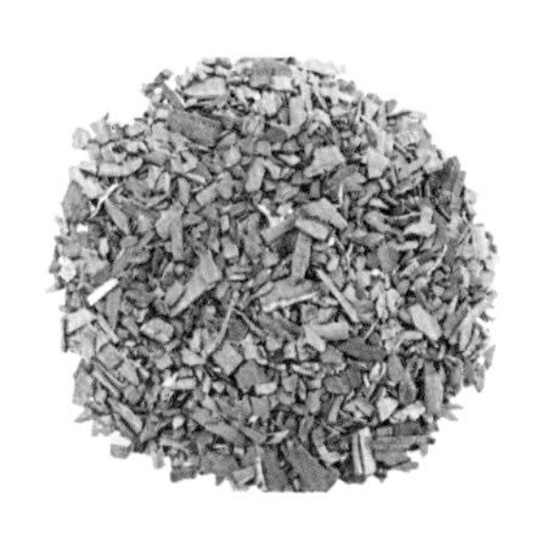

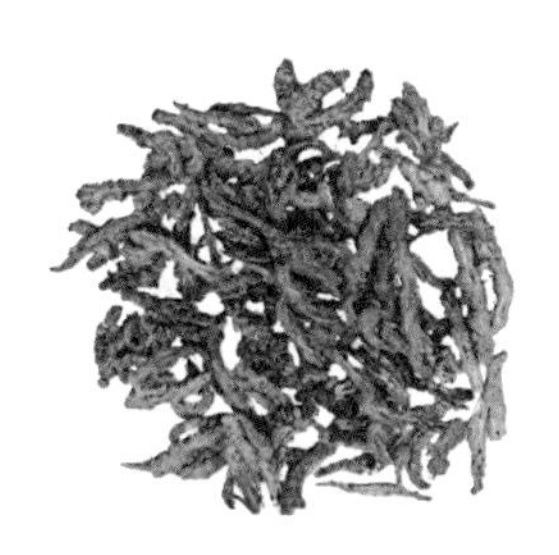

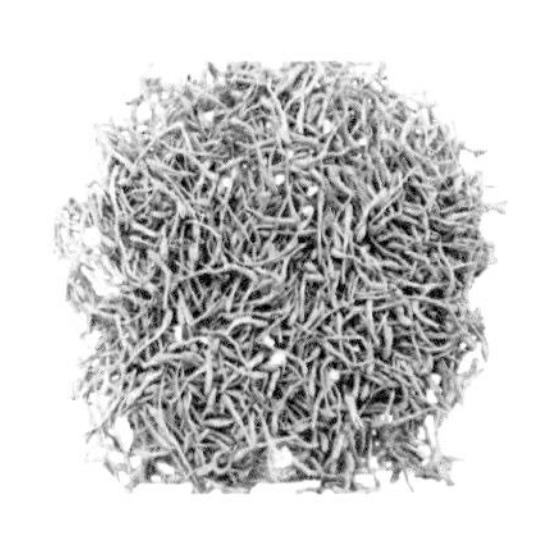

鬼箭羽 黄连 金银花

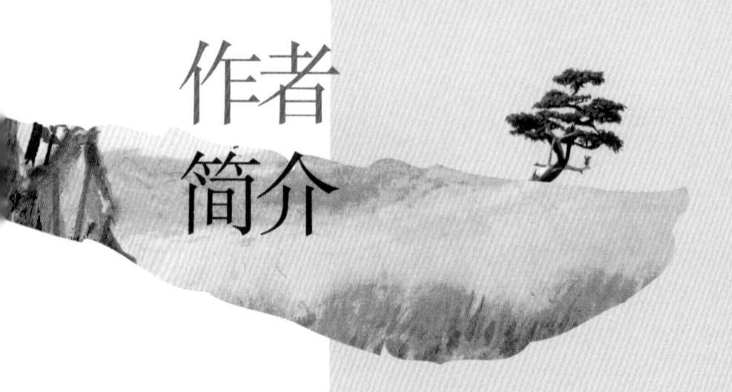

作者简介

沈佳

江苏省第二中医院（南京中医药大学第二附属医院）治未病科主任医师。江苏省国医名师王灿晖教授弟子，孟河医派第四代传人张继泽学生，曾师从全国著名内科、肝病专家薛博瑜教授。临床长于中医调治亚健康、慢病、肿瘤等。著有中医小说《不平凡的中医——带你体验中医临证辨治之神奇》一书，主编《中医名方使用一通百通》系列。

工作之余，经常撰写医学科普文章，多年来，接受《扬子晚报》《金陵晚报》《南京日报》《南京晨报》《现代快报》《江南时报》等的健康访谈，作客于南京电视台、江苏电视台、南京广播电台、江苏人民广播电台等多个健康栏目，如“名医坐堂”“健康新视野”“标点健康”“健康新 7 点”“小芳健康网”“乔医生信箱”等，解答中医膏方、健康养生、肿瘤防治等方面的知识。

赵越

江苏省中医院主治医师，南京中医药大学讲师，对糖尿病及各种内分泌代谢疾病的中西医诊治均有相当的经验和独到的见解。曾参与科技部重大支撑课题一项，省级课题多项，发表SCI论文2篇，中文核心期刊论文9篇，并参与编写《中医内分泌美容学》丛书。

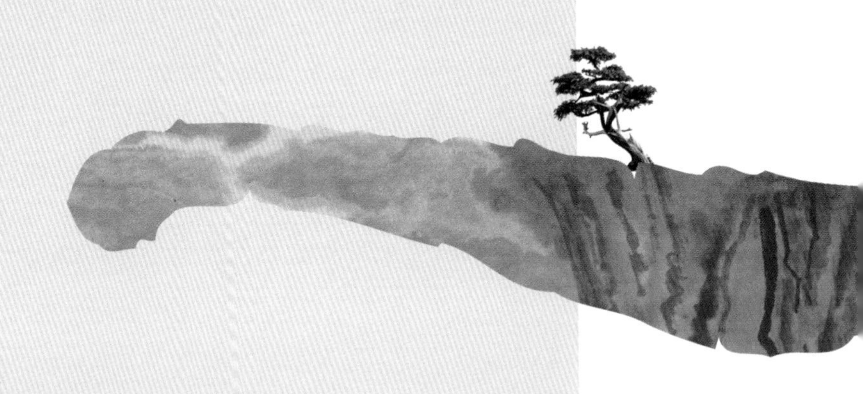

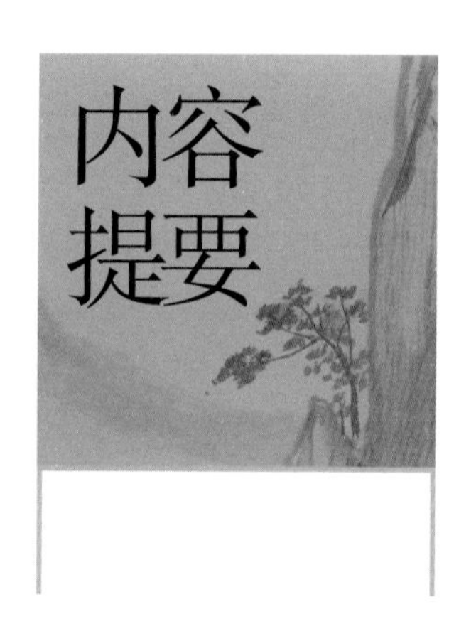

糖尿病是临床上的常见病、多发病，随着生活水平的提高以及生活方式的改变，糖尿病的发病率也越来越高。由于糖尿病引发的各种并发症，又极大地影响着糖友的健康与生活质量。那么患了糖尿病怎么办？我们的传统医学在治疗糖尿病方面又能发挥什么样的作用呢？本书通过浅显易懂的语言，将糖尿病的中医治疗分为“滋阴、益气、化湿、活血、解毒”等法，此五法又按“经典方剂、特色成药、单方验方及食养调护”等进行讲述。书中列举了大量的临床病例，还有许多动人的典故，极大地方便了初次接触及热爱中医的人士阅读和学习，也可作为糖尿病患者朋友的案头参考。

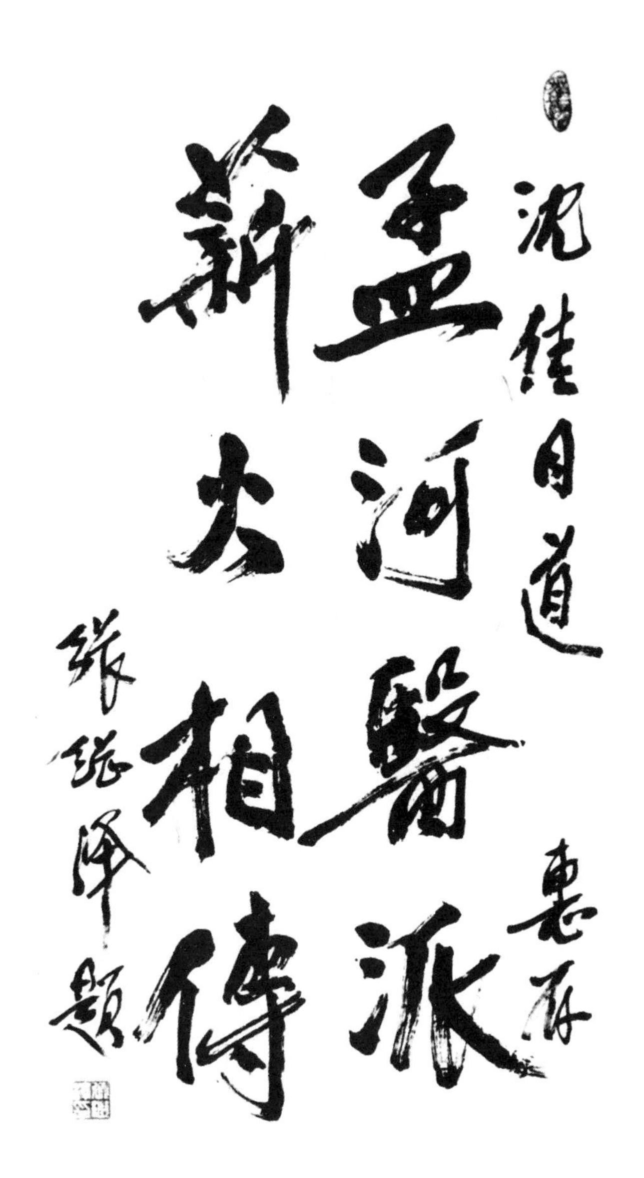
沈佳同道
孟河醫派
薪火相傳
惠存

丛书序

“中医药学凝聚着深邃的哲学智慧和中华民族几千年的健康养生理念及其实践经验，是中国古代科学的瑰宝，也是打开中华文明宝库的钥匙。”这是习近平总书记给予传统中医药学内涵的深度凝炼和高度评价。随着医学科技迅猛进步、社会文明不断演进，现代疾病谱微观细化，中医药学术所秉承的“不治已病治未病”的思想理念，在现代文明病防治中的实用价值应得到更好的体现。

为顺应《健康中国2030规划纲要》和《中医药法》颁布实施之势，大力传播中医药知识和易于掌握的养生保健技术方法，加强中医药非物质文化遗产的保护和传承运用，深入挖掘中药效方、验方及中医非药物疗法，使中医药在治未病中的主导作用、在重大疾病治疗中的协同作用、在疾病康复中的核心作用得到充分发挥，推动中医药理论与实践发展，大幅提升全民健康素养，以塑造自主自律的健康行为。

有鉴于斯，本丛书汇集临床各科健康养生专家、学者、青年才俊，涉及糖尿病、失眠、哮喘、心脑血管病、男科病、妇科病等数十种病症，从科普、治方、食养等方面，奉毕生之丰富临床实践经验，深入浅出，浓缩精华，字字珠玑，示览阅者以效法，既便于学，更切于用，乐为之序。

江苏省中医药发展研究中心

费忠东

2017年10月于南京

丛书序

近些年来，国家主要领导人在不同场合、不同层面提到我们中医药工作者要积极发挥中医药特色、优势，而去年连续颁布的几个文件也从方方面面对于中医药的传承、发展等作了详细的规划与部署，对于我们老一辈的中医药工作者来说，真有“吾心甚慰”之感。

“治未病”理念最早出自《黄帝内经》一书，传承至今，在预防、治疗、康复等医疗阶段，都有其指导意义。

由于社会的进步，环境的变化，以及生活方式的改变，各种慢病越来越多，也悄然影响着老百姓的身心健康。我虽主要研究温病，然近些年门诊中的患者，慢病也愈发增多。那么，如何将“治未病”的理念贯彻到慢病、常见病的防治工作中去，也是我们中医药工作者需要思考的问题。

沈佳主任中医师，我之同乡，亦我之学生。热爱中医，在坚持中医特色的临床实践之余，借助各种渠道进行医学知识传授，尤其是中医的科普与写作，著述甚丰。今将其主持编写的《巧学妙用中草药系列》中部分书稿展示给我，书稿从各种常见病、慢病的基础知识、认识误区等开始介绍，更用大幅篇章介绍了相应疾病的中药汤剂、特色成药、单方验方、食疗调护等，条理分明，行文流畅，便于读者朋友自行对照参考。不仅切合临床实际，也是在慢病、常见病中体现“治未病”理念的一个很好的尝试。故乐为之序。

江苏省第二中医院

王松坪

2017年10月10日

前言

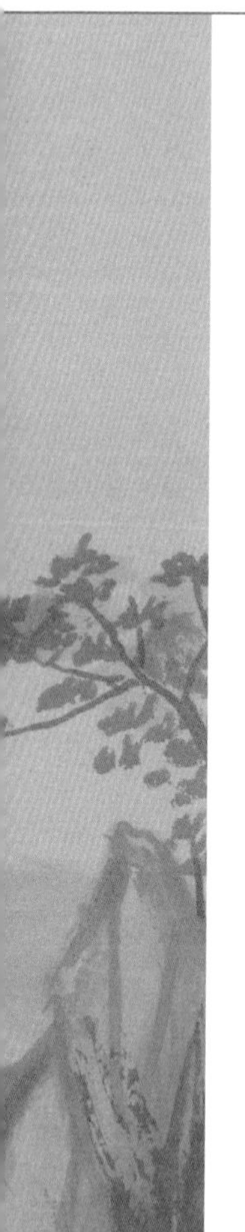

朋友，您是否在为自己的顽固性失眠而苦恼？您是否不知自己该如何管理、监测糖尿病？您是否为家人久治不效的胃炎犯愁？您是否为肝硬化到处求医？您是否羞于启齿自己的隐疾？您是否面对养生信息的海洋，而不知道如何选择适合自己疾病的食疗方法？

为了更好地回答前面的各种问题，我们应人民卫生出版社之邀，组织了一批中医临床、中药学、中医护理、中医营养方面的专家学者，共同编写这一套《巧学妙用中草药》系列。在编写中，我们选择临床最为常见、最为困扰老百姓的一些疾病，先介绍这种疾病的基础知识，同时也介绍了老百姓对这种疾病的一些认识误区，再从临床角度，对某一疾病的中医常见类型、治法分别论述。而在某一治法下，又从“经典方剂”“特色成药”“单方验方”“食养调护”等四个方面，详细阐述，既有方剂也有药物，既有膳食也有护理，在介绍的同时，我们还提供病例佐证、趣味故事，从而方便读者全面了解、对照选择。整套系列，行文流畅，通俗易懂，深入浅出。

本分册是糖尿病的一个专题，糖尿病临床上比较常见，随着社会的发展，人们生活水平的不断提高，糖尿病的发病率也越来越高，正逐步危害着广大人民群众的健康，所以，编者不仅介绍了糖尿病的一些基础知识，也帮助读者辨清了不少认识方面的误区，而且从治疗糖尿病最常用的“滋阴、益气、化湿、活血、解毒”等法着手，通过“经典方剂、特色中成药、单方验方及食疗”等，介绍了糖尿病自我调养的方法。对于提高糖尿病人群的正确认识，传达正确的理念，学习正确的自我处理方法，该书编者做了大量的工作与尝试，也达到了编写此书“结构合理、层次清晰、简洁明了、通俗易懂”的初衷，极大地方便了初次接触及热爱中医人士阅读和学习。

能为发掘及探索中医学的伟大宝库及传播糖尿病防治的中医药知识贡献力量，实为吾等幸事！

编者

2017 年金秋

目录

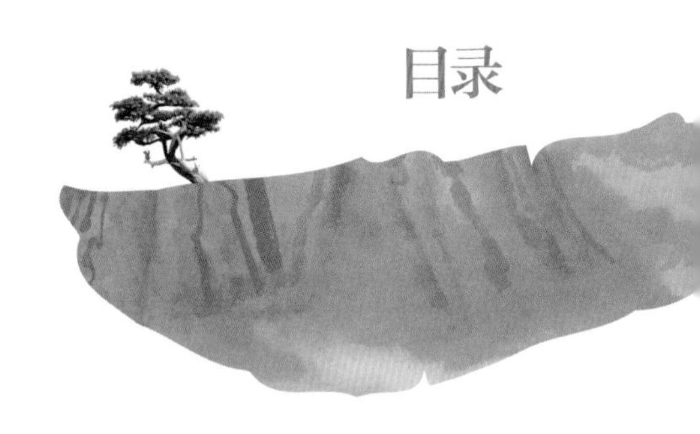

第一篇 基础篇

第一篇 基础篇 1

一 糖尿病，人类健康的“甜蜜杀手” 2

二 哪些人易患糖尿病 4

三 如何早期发现或预防糖尿病发生 7

四 尿糖监测可以替代血糖吗 10

尿糖检测的意义 10

尿糖检测的不足 10

五 糖尿病饮食有讲究 12

吃干不吃稀，吃硬不吃软 12

粗粮要比细粮好，只吃粗粮可不行 13

主食需要保证量 13

蔬菜不限量，水果要看含糖量，油脂坚果要限量 14

六 无糖食品真的无糖吗 15

七 老是觉得饿该怎么办 17

八 糖尿病患者该如何运动 19

运动注意事项 19

避免运动中发生低血糖 21
选择适合自己易于坚持的运动方式 21
科学安排运动时间和运动强度 22
九 我做完了运动，血糖怎么还高了 23
十 哪些糖尿病患者要少运动 24
十一 初发的糖尿病患者需要胰岛素治疗 25
十二 血糖正常了还要用药吗 28
十三 “灵丹妙药”不可信 30
十四 并发症出现的危险信号有哪些 33
十五 哪些指标需要定期监测 35
十六 并发症预防重于治疗 37
十七 治疗糖尿病，不是单纯降血糖 39
十八 “五马并驱”，做自己的医生 41
十九 糖尿病日常自我管理方法 43
二十 中医药治疗糖尿病的优势在哪里 45
二十一 活学巧用，战胜病魔 48

第二篇 滋阴篇 51

第一讲 经典方剂 52

一 六味地黄丸——补泻同施滋阴液 52
六味地黄丸的组成和起源 52
六味地黄丸的巧妙搭配 54
哪些糖尿病病人适合使用 54
服用六味地黄丸的注意事项 55

二　消渴方——滋阴降火除消渴　56
元代神医朱丹溪　56
滋阴降火消渴方　57
哪些糖尿病患者适合使用　58
服用消渴方的注意事项　59
三　白虎加人参汤——清补烦渴汗乏却　59
神秘而经典的命名　59
加了人参变不同　60
白虎加人参汤——巧治糖尿病　61
使用注意事项　62
四　玉女煎——滋肾清胃玉女策　63
玉女的象征　63
由白虎汤演变而来　64
治消渴，也治牙痛和头痛　64
服用玉女煎的注意事项　65
五　玉泉丸——滋阴生津除烦渴　65
玉泉丸与叶天士　65
良药当如久旱求泉　66
玉泉丸的运用加减　67
六　生脉饮——气阴双补糖友乐　67
三味药组成的名方　67
人参方与党参方作用有差别　68
原方加减汤剂有优势　69
生脉饮——可以在家泡的药茶　69
不是人人都能用　69
七　左归丸——壮水之主滋阴液　70

六味地黄丸化裁而来 70
治疗真阴不足证 70
服药需防脾胃碍 71
八 杞菊地黄丸——滋补肝肾愈目涩 71
“地黄丸”家族成员 71
杞菊地黄丸——护眼的好药 72
选择合适的“地黄丸家族成员” 73
九 瓜蒌瞿麦丸——上燥下寒温润合 74
瓜蒌瞿麦丸的来源和组成 74
糖尿病肾病与瓜蒌瞿麦丸 75
十 竹叶石膏汤——清热生津烦渴和 76
白虎汤化裁而来 76
竹叶石膏汤——验案举隅 76
第二讲 特色成药 78
一 六味地黄软胶囊——补泻同施滋阴液 78
二 知柏地黄丸——滋阴清热虚火撤 79
三 糖脉康颗粒——双补气阴兼活血 80
第三讲 单方验方 81
一 麦冬——润肺清心除烦渴 81
二 玄参——滋阴降火凉血热 82
三 石斛——益胃生津清燥热 83
四 天花粉——降糖抗癌止消渴 85
五 百合——养心安神润肺咳 86
六 玉竹——养阴润燥又止渴 87

七　黄精——健脾降糖润燥咳　89
八　枸杞子——补肾养肝亦除渴　90

第四讲　食养调护　94

一　润肺消渴茶——润肺降糖又除渴　94
二　精麦玉须茶——养阴解毒兼泄热　94
三　山药葛根茶——养阴降糖兼止渴　95
四　玉竹乌梅茶——滋阴益胃生津液　95
五　玉地麦参茶——益胃生津除烦渴　96
六　太子参玉竹乌梅饮——生津养阴润燥渴　96
七　五味沙参茶——滋阴清热燥渴克　96
八　玉竹沙参川贝饮——清肺养阴止燥咳　97
九　甘草藕汁饮——润燥生津又凉血　97
十　石斛生地茶——清胃养阴燥矢泄　98
十一　葛根饮——滋阴养胃除口渴　98
十二　天花粉生地粥——养阴清热润燥渴　98
十三　山药萸肉粥——滋阴补肾固津液　99
十四　山药枸杞粥——补肾滋阴强体质　99
十五　沙参玉竹杏仁瘦肉汤——养阴清肺润燥咳　99
十六　山药玉竹煲鸽肉——益气养阴血糖夒　100
十七　芡实煲老鸭——健脾补肾滋阴液　100
十八　枸杞炖兔肉——滋阴降糖治消渴　101
十九　鳖鱼滋肾汤——滋补肝肾兼养血　101
二十　黄精炖猪肉——补肾滋阴中土和　101
二十一黄精熟地脊骨汤——补肾填精除劳怯　102

二十二　花粉牛脂膏——清热生津止烦渴　102
二十三　兔肉山药羹——养阴生津复止渴　102
二十四　党参田鸡汤——健脾生津胃口和　103

第三篇　益气篇　105

第一讲　经典方剂　108

一　四君子汤——益气健脾化源足　108
四君子汤的组成和起源　108
四君子汤的巧妙搭配　109
哪些糖尿病病人适合使用　109
四君子汤服用的注意事项　111

二　参苓白术散——健脾渗湿在补虚　111
参苓白术散的组成和起源　111
参苓白术散的巧妙搭配　111
哪些糖尿病病人适合使用　112
参苓白术散服用的注意事项　114

三　补中益气汤——中气下陷升提除　115
补中益气汤的组成和起源　115
补中益气汤的巧妙搭配　116
哪些糖尿病病人适合使用　119
补中益气汤服用的注意事项　120

四　金匮肾气丸——少火生气肾气复　120
金匮肾气丸的组成和起源　120
金匮肾气丸的巧妙搭配　121
哪些糖尿病病人适合使用　122

金匮肾气丸服用的注意事项 124
五 黄芪建中汤——益气建中虚劳愈 124
黄芪建中汤的组成和起源 124
黄芪建中汤的巧妙搭配 125
哪些糖尿病病人适合使用 126
黄芪建中汤服用的注意事项 127

第二讲 特色成药 128
一 补中益气丸——益气升提下陷除 128
二 金匮肾气丸——水中生火肾气足 129
三 参芪降糖颗粒——益气养阴脾肾育 130
四 降糖宁胶囊——气阴双补高糖去 131

第三讲 单方验方 133
一 黄芪——五脏不足在补虚 133
二 山药——食药同源劳损属 135
三 太子参——益气养阴虚可补 136
四 西洋参——养阴清火气亦足 139
五 黄精——润肺降糖补脾虚 141
六 人参——大补元气诸劳祛 144

第四讲 食养调护 147
一 白扁豆粳米粥——功在平补脾胃弱 147
二 薏米赤小豆粥——健脾利水令人瘦 148
三 补阳二味茶——益气降糖阳可补 149
四 黄芪山药汤——滋补脾肾湿可除 150

第四篇 化湿篇 151

一 湿乃"万恶之邪" 152

二 判断湿邪的方法 153

起床时——看感觉 153

如厕时——看大便 154

洗漱时——看舌苔 154

刷牙时——看嗓子 154

说话时——闻气味 155

第一讲 经典方剂 156

一 二妙散——清热燥湿平下焦 156

二妙散的组成和起源 156

二妙散的巧妙搭配 156

哪些糖尿病病人适合使用 157

服用二妙散的注意事项 159

二 二陈汤——燥湿祛痰理气妙 159

二陈汤的组成和传说 159

二陈汤的巧妙搭配 160

哪些糖尿病病人适合使用 161

服用二陈汤的注意事项 161

三 藿香正气散——祛暑化湿风寒逃 161

藿香正气散的组成和起源 161

藿香正气散的巧妙搭配 163

哪些糖尿病病人适合使用 164

服用藿香正气散的注意事项 165

四　三仁汤——三焦湿热宣畅消　166
三仁汤组成和起源　166
三仁汤的巧妙搭配　166
哪些糖尿病病人适合使用　167
服用三仁汤的注意事项　168
五　五苓散——利水渗湿通溺窍　168
五苓散的组成和起源　168
五苓散的巧妙搭配　169
哪些糖尿病病人适合使用　169
服用五苓散的注意事项　171
六　八正散——清热通淋利水道　171
八正散的组成和起源　171
八正散的巧妙搭配　172
哪些糖尿病病人适合使用　172
服用八正散的注意事项　173
七　平胃散——燥湿行气安中焦　174
平胃散的组成和起源　174
平胃散的巧妙搭配　175
哪些糖尿病病人适合使用　175
服用平胃散的注意事项　177
第二讲　特色成药　178
一　藿香正气胶囊——风寒暑湿都不要　178
二　黄葵胶囊——清利湿热毒肿消　179
三　五苓片——温阳化气利水道　180

第三讲　单方验方　181

一　单方　181

苍术——燥湿健脾着痹药　181

豆蔻——化湿消痞温中焦　182

砂仁——醒脾调胃是要药　184

茯苓——淡渗利湿是个宝　185

薏苡仁——利湿健脾癌肿消　186

玉米须——利水消肿降三高　188

二　验方　189

香兰凉茶——解暑化湿胃口好　189

清热去湿茶——肠胃湿热用之妙　189

豆香茶——化湿行气胃胀消　190

薏荷茶——化湿健脾脂浊逃　190

健脾除湿汤——湿疹糖足服之效　191

薏苡仁车前草饮——清热利湿泻淋好　191

第四讲　食养调护　193

一　单个食物　193

白扁豆——健脾除湿长寿到　193

红豆——补血除湿食兼药　193

薏米——渗湿健脾防癌效　194

冬瓜——清热利水浮肿消　194

山药——健脾益气味道好　195

绿豆芽——清热解毒除湿效　195

黄花菜——一菜多能好味道　195

香菇——补气祛湿显功效　196

荠菜——利水消肿明目窍 196

二 药膳 196

猪胰煮小米山药粥——健脾益气除湿效 196

淮山薏米莲子粥——健脾化湿治食少 197

淮山芡实薏米汤——健脾祛湿抗疲劳 197

玉米须猪苓牛肉汤——清热利湿肢肿消 198

苓术荷叶粥——解暑祛湿土虚疗 198

陈皮冬瓜二豆粥——健脾祛湿暑可消 198

祛寒湿汤——祛湿温阳身体好 199

胡椒根煲仔汤——温散通络麻木效 199

第五篇 活血篇 201

第一讲 经典方剂 202

一 桃核承气汤——泄热逐瘀蓄血安 202

桃核承气汤的组成和起源 202

桃核承气汤的巧妙搭配 203

哪些糖尿病病人适合使用 203

服用该方的注意事项 205

二 补阳还五汤——益气活血古名方 205

补阳还五汤的组成与起源 205

补阳还五汤的巧妙搭配 208

哪些糖尿病病人适合使用 208

服用该方的注意事项 209

三 血府逐瘀汤——气滞血瘀服之康 210

血府逐瘀汤的起源与组成 210

血府逐瘀汤的巧妙搭配 211
哪些糖尿病病人适合使用 212
服用该方的注意事项 213
四 桃红四物汤——养血活血促循环 213
桃红四物汤的起源与组成 213
桃红四物汤的巧妙搭配 214
哪些糖尿病病人适合使用 214
服用该方的注意事项 215
五 当归补血汤——补气生血促化源 216
当归补血汤的组成与起源 216
当归补血汤的巧妙搭配 219
哪些糖尿病病人适合使用 219
服用该方的注意事项 220
六 温经汤——冲任虚寒瘀阻畅 220
温经汤的组成与起源 220
温经汤的巧妙搭配 221
哪些糖尿病病人适合使用 221
服用该方的注意事项 222

第二讲 特色成药 223

一 活血通脉片——活血通脉除气短 223
二 木丹颗粒——气虚络阻面晦暗 223
三 山海丹胶囊——活血通络气阴圆 224
四 绞股蓝总甙片——糖病血管瘀滞防 224
五 血府逐瘀口服液——行气活血脉络畅 225
六 血塞通软胶囊——活血增加血流量 225

七　诺迪康胶囊——益气活血胸痛安　226
八　龙血竭胶囊——活血消肿可敛疮　226

第三讲　单方验方　227

一　川芎——活血行气抗血栓　227
二　乳香——活血止痛消肿胀　230
三　没药——抗炎降脂同乳香　231
四　延胡索——活血止痛抗溃疡　232
五　郁金——血分气药可保肝　234
六　三七——化瘀降糖防糖网　236
七　丹参——降糖改善微循环　237
八　鸡血藤——行血补血筋舒畅　240
九　桃仁——活血祛瘀兼润肠　242
十　红花——专入血分护血管　244
十一　五灵脂——化瘀止血虫咬伤　246
十二　牛膝——活血补肾筋骨强　247
十三　月季花——活血调经肿毒痊　249
十四　王不留行——利尿疗疮保血管　251
十五　刘寄奴——破血通经化食丹　253
十六　鬼箭羽——破血通经降血糖　255

第四讲　食养调护　257

一　桃红四物鸡肉汤——血虚血瘀不喝汤　257
二　黄芪当归瘦肉汤——益气养血脉络畅　258
三　月季花冬瓜汤——活血利水浮肿安　258

四　槐花粥——扩张冠脉中风防　259
五　鸡血藤炖猪蹄——补血活血筋骨强　259

第六篇　解毒篇

第六篇　解毒篇　261

第一讲　经典方剂　263

一　黄连解毒汤——三焦火毒服之清　263
　黄连解毒汤的组成和起源　263
　黄连解毒汤的巧妙搭配　264
　哪些糖尿病病人适合使用　265
　服用黄连解毒汤的注意事项　265
二　甘露消毒丹——湿热毒邪借此平　265
　甘露消毒丹的组成和起源　265
　甘露消毒丹的巧妙搭配　266
　哪些糖尿病病人适合使用　267
　服用甘露消毒丹的注意事项　267
三　四妙勇安汤——糖足用之毒血清　267
　四妙勇安汤的组成和起源　267
　四妙勇安汤的巧妙搭配　268
　哪些糖尿病病人适合使用　268
　服用四妙勇安汤的注意事项　269

第二讲　特色成药　270

一　降糖通脉片——降糖通络补气阴　270
二　黄葵胶囊——清利湿热浮肿灵　270
三　火把花根片——糖肾蛋白用之应　271

第三讲　单方验方 273

一　黄连——泻火解毒降糖灵 273

二　金银花——神经病变用之行 274

三　黄蜀葵花——保肾解毒蛋白清 276

四　昆明山海棠——降尿蛋白有毒性 277

第四讲　食养调护 279

一　绿豆——解毒降脂防脉硬 279

二　芹菜——解毒除渴血压平 281

三　白萝卜——解毒生津利气行 282

四　苦瓜——清热解毒降糖灵 284

第一篇

基础篇

关于糖尿病的防治，包括使用中医药防治糖尿病在内，每个人都有自己的见解和认识，但大家所掌握的知识是不是都是正确的呢，我想肯定会存在一些不足之处。这里我们将糖尿病防治的一些常识再做一简要的介绍，希望大家能温故知新。

一 糖尿病，人类健康的“甜蜜杀手”

提起糖尿病，我们都不再陌生，因为无论是身边的朋友还是亲戚，肯定都有患糖尿病的。这种说法其实一点都不夸张，根据全国范围内大样本的调查研究显示：2000年初我国的糖尿病患病率为5.5%，而到2008年再次统计糖尿病患病率已高达9.7%。短短数年，升高了近1倍，如果按照1/10的概率换算，在我们身边，每10个人中就有一位是糖尿病患者，这在20世纪七八十年代（当时患病率0.6%）近乎是“天方夜谭”的事。没人会想到，经济的快速发展、生活水平的大幅提高、人口平均年龄的增长，这样一些代表着社会进步的标志却给我们带来了一个不折不扣的事实——糖尿病患者越来越多了。

尽管我国的糖尿病患者人数急剧增长，但大部分人包括糖尿病患者本身对糖尿病的认识却是远远不够的。一方面，他们没有认识到糖尿病危害的严重性，有些患者根本不去管理自己的血糖和饮食，依旧“我行我素”。很多糖尿病患者来看病时都会问这样的问题，“医生，我不就是血糖高一点么，但我不痛不痒、能吃能喝，什么感觉都没有，应该没什么大问题吧”，甚至不少患者认为，医生为了多看病、多开药，故意将病情说重一点吓病人。其实，不了解糖尿病并发症严重性的患者有这种想法也不奇

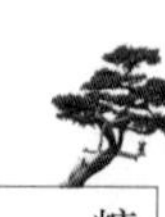

怪，我们可以一起来看下面一组数据：全球每1秒钟就有一人死于糖尿病，每30秒就有一名糖尿病患者被截肢，每年有120万人因糖尿病眼病永远失去光明，而在肾脏病透析人群中近50%来自于糖尿病患者。这些数据真的很让人触目惊心，亲爱的患者，看到这些你还会不以为然吗?

另一方面，大多数糖尿病（2型糖尿病）起病比较隐匿，初起没有任何症状，必须依靠体检才能发现，很多人恰恰忽视了体检的重要性，认为自己日渐“发福”的身体是强壮的表现，没有必要去体检。认识上的误区带来的后果就是，当他们发现自己口渴多饮、小便多、体重下降或是眼睛模糊、手脚发麻、身体乏力时，疾病往往已进入并发症阶段，高血糖对身体各器官产生的损伤也已进入不可逆阶段，此时再怎么积极地治疗，也只能达到延缓而非逆转的效果了。

这也是我们称糖尿病为人类健康的“甜蜜杀手”的由来，平时甜甜蜜蜜、相安无事，但时间一长，“杀手”的本性毕露。因此，及早地认识这位“杀手”的真实面目，提高对它的警惕，较好地掌握糖尿病防治的各项知识，是每个糖尿病患者、糖尿病高危人群甚至是所有追求健康的普通人群的首要任务。

二　哪些人易患糖尿病

现在糖尿病的患病率越来越高，那究竟哪些人更容易患上糖尿病呢？据流行病学调查和临床观察发现，有以下情况的人易患糖尿病。

1. 有糖尿病家族史的人　不论是1型还是2型糖尿病，都是有遗传倾向的疾病。家里有糖尿病的，包括父母、兄弟姐妹、爷爷奶奶、外公外婆等直系亲属一方或双方有糖尿病的。

2. 肥胖的人群　糖尿病被称为“富贵病”，这里的糖尿病主要是指2型糖尿病，而肥胖则是指向心性肥胖。什么是向心性肥胖？向心性肥胖称为腹型肥胖、上身型肥胖、苹果型、男性样肥胖。向心性肥胖患者体形最粗的部位是在腹部，腰围往往大于臀围，是成年人（尤其是女性）发生肥胖症时的一种常见临床表现。它是糖尿病发病的独立危险因素。肥胖人群发生糖尿病的危险性较正常人群高4~5倍。

3. 高血压、血脂紊乱人群　高血压患者中糖尿病的发病率为10%~20%，而糖尿病人群较非糖尿病人群高血压发病率也显著增高，70岁以上的糖尿病患者高血压发病率高达60%。高血压患者周围组织细胞对胰岛素的敏感性降低，从而加重胰岛素抵抗使血糖水平升高，而血

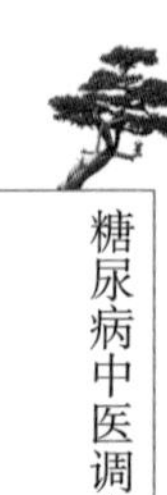

糖升高引起水、钠潴留，血容量增加，阻力血管张力增加、外周阻力加大而使血压升高。高血压和高血糖相互影响，加重病情。对于高血压患者，需常规进行糖尿病筛选检查。

高血脂的人易患糖尿病，特别是甘油三酯高、高密度脂蛋白低的患者。脂肪代谢紊乱易导致胰岛素抵抗，胰岛素受体结合率低下，结果使餐后血糖升高而诱发糖尿病。

4. 长期吸烟人群 吸烟能降低胰岛素敏感性和增加胰岛素抵抗，从而易引起血糖升高。日本学者研究发现，吸烟可以增加患 2 型糖尿病的危险。青、中年男性有烟瘾者较不吸烟者发生糖尿病的危险高 4 倍，消瘦人群中吸烟者患糖尿病的危险性更大。

5. 妊娠妇女、生过 4 千克以上巨大儿的妇女 妊娠期糖尿病是指在妊娠期间首次发现有不同程度葡萄糖耐量减低表现者。近年来，妊娠期糖尿病发病率明显升高，我国为 1% ~ 5%。曾有人统计，在美国的妊娠妇女中，1% ~ 4% 发生妊娠期糖尿病，妊娠期糖尿病妇女大约有 10% 会发展成为 1 型或 2 型糖尿病。对于妊娠或分娩过巨大胎儿的妇女，应注意筛查有无糖尿病。

6. 老年人 糖尿病的发病随年龄而增加。我国 60 岁以上老年人的糖尿病患病率近 10%，而在发达国家约为 20%，这些还不是最近最新的调查数据，因此，对于老年人应注意筛查，以便尽早发现糖尿病。

7. 长期精神紧张、心理压力大者 现代医学研究证实，长期精神紧张、情绪郁闷是诱发糖尿病的重要环境因素之一，常见于脑力劳动者。在精神紧张状态下，体内交感神经的兴奋性增强，对抗胰岛素的升糖激素（如肾上腺素、肾上腺皮质激素等）分泌增加，使血糖升高。临床研究发现，糖尿病发病过程与情志失调有关，脾气暴躁、肝火旺盛或性格内向、爱生闷气者，血糖易升高。随着生活节奏加快，竞争日趋激烈，很多人不能适应环境的变化，造成精神紧张，心理压力大，容易诱发糖尿病。

8. 反复感染病毒者 在遗传易感的基础上，病毒（引起流行性腮腺炎和风疹的病毒等）感染损伤了胰岛 β 细胞，β 细胞蛋白质变性而引起自身免疫反应，进一步损伤胰岛 β 细胞，使胰岛素分泌绝对不足，从而发生 1 型糖尿病。该类型空腹血糖迅速升高，同时体重明显下降，伴有酮体发生。

9. 有胰腺疾病的人 胰腺疾病（如胰腺炎、胰腺肿瘤和胰腺囊性变等）或损伤会影响胰岛素 β 细胞的胰岛素分泌功能，从而导致血糖升高，进而出现糖尿病。

如果我们身边有以上这些情况的朋友或家人，请及时提醒他们去医院检测，以早期发现和排除糖尿病的隐患。

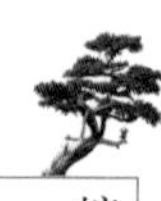

三 如何早期发现或预防糖尿病发生

糖尿病是一种全身慢性代谢性疾病，其主要临床特点是高血糖，本病早期无明显表现，发展到症状期时可出现多尿、多饮、多食、疲乏、消瘦等现象，严重时出现酮症酸中毒。因此，警惕糖尿病早期的蛛丝马迹，有利于糖尿病的早期发现、早期诊断、早期治疗。有糖尿病家族史、老年人、肥胖者、高血压、高血脂、妊娠妇女、生过4千克以上巨大儿的妇女等人群，应定期到医院体检，以便早期发现糖尿病。除此之外，出现以下情况亦应怀疑有糖尿病。

❶ 三多一少。多饮、多食、多尿，或近期有不明原因的体重减轻。

❷ 反复感染。常见的有胆道、尿道、肺部、皮肤等部位的感染。顽固性外阴瘙痒，或反复外阴、阴道霉菌感染，或屡发疮疖痈肿者，有可能是糖尿病患者。

❸ 排尿困难。男性糖尿病患者出现排尿困难者为21.7%～42.3%。因此，中老年人出现排尿困难，除前列腺肥大外，应警惕该病的可能。

❹ 阳痿。据统计，男性糖尿病患者并发阳痿者

高达 40% ~ 60%，特别是中老年人肥胖者更应提高警惕。

❺ 反应性低血糖。患者多发生于餐后 3 小时或 3 小时以上，经常出现多汗，特别是局部多汗、饥饿、胸闷、颤抖、头晕、心慌、心悸、乏力等表现。血糖可在正常低值或低于正常，在某些肥胖的 2 型糖尿病早期可有此表现。

❻ 周围神经炎。表现为肩部、手足麻木，伴灼热感、蚁行感。据统计，糖尿病患者 40% 左右可出现这些症状。

❼ 肌腱反射减弱或消失。据统计，肌腱反射减弱或消失者，其糖耐量试验异常高达 53.3%，而正常人仅占 3.4%。

❽ 皮肤瘙痒。全身皮肤瘙痒，夜间往往难以入睡，特别是女性会阴部瘙痒更为严重。

❾ 年轻患者发生动脉硬化、冠心病、眼底病变等，应怀疑有无糖尿病。

❿ 腰围与臀围比值大于 70% ~ 85% 的妇女。

⓫ 尿有异味、泡沫很多。

⓬ 突然性视力减退或较早出现白内障且进展较快，或屈光不正。

⓭ 足部轻微损伤而久治不愈。

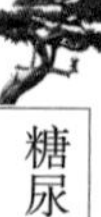

出现以上情况应及时就诊检查，那么正常人或者是处于糖尿病前期的人该如何预防糖尿病呢?

研究表明，对糖耐量异常的人群如果不进行干预，大多数人群会发展为糖尿病。对于糖尿病的一级预防，生活方式的干预最具效果。中国大庆研究中（1986 年），经过 6 年的生活方式（饮食、运动）干预，糖尿病发生率降低 51%，20 年后生活方式干预组糖尿病发生率仍有 43% 的下降。也就是说，对 6 个糖尿病前期病例干预 6 年，可以使其中一人在 20 年间不发生糖尿病，提示生活方式干预预防糖尿病作用的长期性和持久性。这不仅是因为这种方式在强化干预期间有效地降低了血糖，而且干预期间所养成的良好生活习惯使人们受益终身。

中国大庆研究所推荐的生活方式干预是提倡中国的传统饮食，对于不肥胖糖尿病前期人群保障每天每公斤体重 30 千卡热量饮食的情况下，重点控制糖和酒的摄入，对胖人的控制更严格些，鼓励减肥，每月减 0.5 ~ 1.0kg，直至体重达标。运动是适当的体力活动，形式可以多种多样，比如走路、跑步、打球、游泳、跳舞、打太极拳等，每天 30 ~ 45 分钟，每周 5 次以上。为安全起见，不鼓励做剧烈运动。

美国糖尿病协会发布专家共识表明，仅有糖尿病前期症状，在治疗上仅需调整生活方式（如体重减轻 5% ~

10%，中等强度的锻炼每天30分钟），而对于合并有以下条件的危险人群，可以根据需要联合使用二甲双胍：年龄 <60 岁、体重指数（体重/身高^{2}）≥ 35kg/m^{2}、糖尿病一级亲属家族史。高血脂、低高密度脂蛋白、高血压、糖化血红蛋白 > 6%。

此外，中医学认为，糖尿病前期人群大多属于热盛伤阴或脾虚失运、兼有痰湿等证型，一般选用清热生津或健脾助运、祛痰化湿等中药治疗，对预防糖耐量异常人群向糖尿病转变具有较好的疗效。

四 尿糖监测可以替代血糖吗

糖尿病检测和诊断都是以血糖为最终参考的，但是很多糖尿病患者对于尿糖仍然有自己的看法。那么尿糖监测可以替代血糖吗？

▶▶▶ 尿糖检测的意义

尿液检查无痛、快速、方便、花费低廉，病人可经常自行检测，虽然尿糖不一定能永远如实地反映血糖的水平，但在多数人和多数情况下，尿糖和血糖是一致的，所以尿糖检测不失为一种糖尿病病情监测的好方法。

▶▶▶ 尿糖检测的不足

尿糖化验代表在一定时间内从尿中流失的糖的数量。一般情况下，血糖越高则尿糖越高，但在以下人群中，尿糖可能会与血糖不一致。

❶ 糖尿病肾病患者。糖尿病肾病时由于肾小球硬化，使肾小球滤过率下降和肾小管对葡萄糖的重吸收率升高，肾糖阈升高，即使血糖很高，尿中可无糖，此时不能以尿糖作为病情控制的指标。

❷ 老年人。老年人可出现肾糖阈升高的情况。当血糖超过 10.08mmol/L，甚至血糖超过 13.00 ~ 16.80mmol/L 时，仍然可以没有糖尿。所以此时无法用尿糖检测反映老年人的血糖水平。

❸ 妊娠妇女或部分肾脏病患者。这两类人群则会出现肾糖阈降低，即使血糖正常，尿糖也可阳性。在上述情况下，尿糖监测并不能反映血糖水平。

❹ 一时进食的糖类过多，或注射大量葡萄糖液以后，可以暂时出现糖尿；当肝脏功能受到严重损害，血中的葡萄糖不能经过肝脏加工而贮存起来，会使血糖和尿糖都升高。

此外，尿糖监测目前广泛采用的是“试纸条”，阳性结果以“+”表示，没有具体的数值，不利于糖尿病患者调节胰岛素或者口服降糖药。

近年来，随着简便易学的血糖仪的普及，在许多城市家庭，病友自己就可以在家里进行血糖检测，了解一天当中血糖的变化，已经变得不像以前那么困难了。

综上所述，尿糖监测不可以替代血糖。

五　糖尿病饮食有讲究

饮食控制是糖尿病治疗的基础。无论服用何种药物，采用何种方案，都需要合理、持久的饮食控制。日常在面对品种丰富的各种食物时，最大的问题是不知该如何选择。目前有很多关于糖尿病饮食的书籍和资料，相关的名词也很繁杂，如热卡、血糖指数、食物交换份等，让患者难以理解。这里用通俗的语言把糖尿病的饮食管理归纳为几段话，便于糖友理解记忆。

▶▶▶ 吃干不吃稀，吃硬不吃软

我们主张糖尿病患者尽量吃“干”的，比如馒头、米饭、饼等；不要吃面糊糊、粥、泡饭、面片汤、烂面条等。有患者不吃白米粥，改吃杂粮粥，或者将麦片泡在牛奶或汤中，这是错误的。我们强调的“粥”不论粗粮、细粮，因为越稀的饮食烹饪的时间越长，食物越软越烂，意味着越好消化，则升糖越快。同样，我们也不主张多喝汤，尤其是荤汤。汤有助于食物消化，但也会加速升糖。如果一定要喝汤，则建议饭前喝，尽量避免与主食充分混合。同样是干的，我们更推荐“硬一点”而不是“软一点”。道理与上面相同，含水量少、偏硬的食物，消化的时间长，升糖就慢。

▶▶▶ 粗粮要比细粮好，只吃粗粮可不行

控制血糖，粗粮要比细粮好。米面可以正常吃，燕麦、荞麦、高粱、小麦、玉米也都可以吃。燕麦是一种对血糖控制有积极作用的食材，但是冲泡的麦片却不然，原因是速溶燕麦片因精细加工后利于人体的消化吸收，对血糖的影响就会大一些。同理，从主食中说，全麦面包和白面包相比，肯定是全麦面包对血糖控制要好一些，但是全麦面包也许还没有馒头好，原因同样是前者的精细制作。

粗粮含有较多的膳食纤维，有降糖、降脂、通大便的功效，对身体有益。但如果吃太多的粗粮，就可能增加胃肠负担，影响营养素的吸收，长此以往会造成营养不良。因此，无论吃什么食品，都要适度。

▶▶▶ 主食需要保证量

不少患者认为，主食越少吃越好，甚至连续数年把主食控制在每餐仅吃半两到一两，这会造成两种结果：一是由于主食摄入不足，总热量无法满足机体代谢的需要，导致体内脂肪、蛋白质过量分解、身体消瘦、营养不良，甚至产生饥饿性酮症。二是控制了主食量，但对油脂、零食、肉蛋类食物不加控制，使每日总热量远远超标，且脂

肪摄入过多，如此易并发高脂血症和心血管疾病，使饮食控制失败。其实，糖尿病饮食主要控制总热量和脂肪，而主食中含较多的复合碳水化合物，升血糖的速度相对较慢，应该保证吃够量。

▶▶▶ 蔬菜不限量，水果要看含糖量，油脂坚果要限量

蔬菜不限量，每天应保证食用500g。选择含糖量低的蔬菜，对控制血糖很有好处。水果的选择要看含糖量。含糖量10%以下的水果，如草莓、芒果等，一天不超过100g，含糖量在10%～15%的水果，如梨、桃等，也可以选用，但量要少。一般来讲，含糖量超过15%的水果就不太建议糖尿病患者选择了，如荔枝、香蕉等。

油脂是糖尿病患者要绝对限量摄入的。肉、蛋、奶中含有脂肪，此外，每日的烹调油摄入量一般限制在15～20g（正常人每日不超过25g）。因为这些食物总的热量加起来如果超过人体所需，就会转变为脂肪和糖，起到升高血糖的作用。因此，不要说吃得甜会升血糖，吃得不甜也会如此，因为油脂的热量比糖还要大，对血糖影响自然更高。

以上这几点，就是糖尿病饮食的总原则，一定要好好地掌握。

六 无糖食品真的无糖吗

如今，很多糖尿病患者为了弥补饮食上的限制，只要标有“无糖”字样的食品，就大胆食用。殊不知，如果食用无糖食品不当或食用过量，不但不能降低血糖，反而还会升高血糖。所以糖尿病患者一定要知道目前市场上无糖食品的真正含义，合理控制无糖食品的摄入。

所谓无糖食品，是相对于常规含糖食品而言，它不含精制糖，而用其他甜味剂代替，这个“无糖”，并不是没有糖类。糖类是碳水化合物的俗称，包含的种类很多，不仅有单糖（如葡萄糖）、双糖（如蔗糖）等精制糖，还包括淀粉、糖原等多糖。

按照国际惯例，无糖食品不能含有蔗糖（甘蔗糖和甜菜糖）和淀粉糖（麦芽糖等），但是必须含有替代品，如糖醇（包括木糖醇、山梨醇、麦芽糖醇、甘露醇等），而且不能用糖精等高倍甜味剂生产。目前，在我国已经批准列入食用卫生标准的糖类替代品有：麦芽糖醇、山梨醇、木糖醇、乳糖醇。根据国家标准《预包装特殊膳食用食品标签通则》规定，“无糖”的要求是指固体或液体食品中每 100g 或 100ml 的含糖量不高于 0.5g。

无糖食品主要卖点就是低热量、升血糖慢。然而，只要有糊精或来自大米的精制淀粉，就会有热量，就会升高血糖。因为他们既和白糖一样会快速升高血糖，又和白糖一样容易令人发胖，对于糖尿病患者来说，一样是大麻烦。

那么选购无糖食品时有哪些注意事项呢？

❶ 首先要选择比较大的厂家所生产的无糖食品，因为大的厂家在配料时会尊重营养专家的意见。如果制作规范的话，投料也比较准。其次，要考虑制作无糖食品的主要原料含糖量是多少？凡含淀粉的食物都含糖，可以查一查食物成分表，看看无糖食品配料中的主要原料生成指数是多少。有的无糖食品配料中标明“糊精含量”，有糊精就代表含糖。另外，蛋白质、脂肪和糖（碳水化合物）这三者在肝脏中是可以相互转化的。因此，蛋白质和脂肪的摄入量同样应控制。

❷ 选购无糖食品不仅要看其是否标注“无糖食品”字样，还要看其配料表，看该食品是用何种甜味剂代替了有关糖类，所以不能盲目食用，因其中可能含有葡萄糖等其他糖类。另外，不仅要看有无蔗糖含量，还要考虑食物本身是否含糖，即便有些食品的添加剂中并不含糖，但食品本身可能含糖分。无糖食品（如无糖糕点）本身是用粮食做成，

在人体内可分解为葡萄糖，所以无糖食品并非不含糖。

❸ 选择无糖食品时，一定要注意，有的食品虽然标注了“无蔗糖”，但其配料表上却标有白砂糖或葡萄糖。其实，蔗糖和白砂糖是一回事，只是叫法不同而已。还有的用食用糖、糖精代替蔗糖，其实质都是换汤不换药，玩一些文字游戏，试图以假乱真，冒充无糖食品。这就需要广大消费者擦亮眼睛，不要被迷惑和误导。

七 老是觉得饿该怎么办

李老伯得糖尿病前就嘴馋，没事就爱吃，时令水果、美味佳肴是走到哪吃到哪。这不，得了糖尿病，现在苦了，以前吃得多，现在医生不让多吃，总觉得饿得慌，特别是闻着厨房里的香气，简直就是一种煎熬，有时饿得心慌、冒虚汗，连忙叫儿女来给查血糖，可结果并不是低血糖。

生活中，像李老伯这样的糖尿病患者可不少。应对饥饿，他们各有各的招，有的忍着、有的加餐……那么问题来了，他们的做法对吗？有没有既能解决饿得慌，又不升高血糖的妙招呢？

让我们先看看得了糖尿病为何容易饿呢?

葡萄糖是人体最主要的能量提供者。当我们摄入食物后，食物中的各种营养成分转化为葡萄糖，并被肠道吸收。进入血液后，葡萄糖会随血液到全身各处，再进入细胞内，为细胞的活动提供能量。在这个过程中，葡萄糖要想进入细胞，就必须有胰岛素的参与。如果胰岛素懒惰、罢工（即分泌不足），即便有再多的葡萄糖，也不能进入细胞提供能量，那么人体就会觉得饥饿难耐。如果这个时候仅靠补充食物消除饥饿感，肚子虽然填饱了，但血液里的葡萄糖也会越来越高。

糖尿病患者老是觉得饿该怎么办呢?

1. 控制血糖。所有糖尿病患者，第一要素都是要将血糖控制住。这是处理糖尿病所带来的一切问题的基础。降血糖最有效的措施是补充外源胰岛素、增加胰岛素的敏感性，或者延缓食物的吸收。总之，将血糖稳住是首要关键。

2. 如果患者经常出现饥饿感，而多次血糖检测无异常，就要考虑饥饿感的产生是否与饮食控制有关，以及有无饮食结构不合理的问题。如果存在这些问题，就要做好饮食调整。

❁ 主食是机体热量的主要来源，不能吃得过少。应当根据个人的工作性质、劳动强度和体重等具体情况，算出每日主食量。一般来说，轻体力劳动者每日主食量为300～400g，重体力劳动者每日则应达到500g以上。

❁ 少量多餐。将每日饮食总量分配到4～5餐，白天每3～4小时进餐一次，睡前1～2小时少量加餐，既能避免餐后高血糖问题，又可避免“饿得慌”现象。

❁ 不要单纯吃素，而要荤素搭配。瘦肉和鱼虾也可适当吃一些，这样可以延缓胃排空速度，避免时常产生饥饿感。

❁ 进餐时多吃一些蔬菜，两餐之间可以吃点含糖量低的水果，还可以吃些粗粮，以增加“饱腹感”。

❁ 联合应用口服降糖药物和胰岛素，劳动强度大时，患者需要在身边备一些糖果、饼干和含糖饮料，一旦出现“饥饿感”就吃一些饼干，既可以减轻“饥饿感”，避免“饿得慌”，又可防止诱发低血糖反应。

八 糖尿病患者该如何运动

运动疗法是糖尿病治疗的一项重要措施。运动有利于糖尿病患者增加肌肉组织对葡萄糖的利用，达到降低血糖的目的。但是运动必须坚持科学合理的原则，不可盲目锻炼。

▶▶▶ 运动注意事项

1. 运动前的注意事项 应根据个人情况决定运动方

式、时间和运动量。进行必要的医学检查，如血糖、血脂、酮体、肺功能、肝功能等。在医生的指导下，制定运动计划，选择适身的衣服和鞋袜。

2. 运动中的注意事项 运动前要做10～15分钟的热身运动，如伸腰、抬腿、慢走等，使肌肉活动起来，避免肌肉拉伤。运动开始后要由慢到快，运动强度由小到大，5～10分钟逐渐加量，每次运动持续20～30分钟为宜。运动结束时不要突然停止，应逐渐放慢节奏，做10分钟左右的恢复活动再坐下来休息。必须注意逐次增加运动量和强度，循序渐进，切不可操之过急。应随着体质的增强和身体的适应程度不断增加运动量，做到持之以恒，每周保证至少3次运动。为防止发生意外，运动时要随身携带记录有本人姓名、年龄、家庭住址及联系电话的糖尿病病情卡。注意心率的变化及自我感觉，如感觉身体状况不好，应立即停止运动，并寻求救助。随身携带几块糖果，万一发生低血糖时及时补充糖分。

3. 运动后的注意事项 立即更换汗湿衣服，以防感冒。天气炎热的夏季应及时补充水分，但不能一次性过多饮水（易感疲劳，增加胃的负担）。做好运动记录，应定期检测运动前、运动后和运动中的血糖值的变化。如有不适，请医生或专业护士进行运动处方的相应调整。

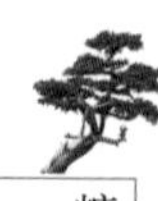

▶▶▶ 避免运动中发生低血糖

❶ 不要在清晨空腹时剧烈运动，因为清晨是人体一天中血糖最低的时间，此时运动，特别是运动量大时，容易发生低血糖反应。提倡餐后运动。

❷ 避免在使用胰岛素或口服降糖药物后未进食即运动。

❸ 合理安排运动量，不要超量的剧烈运动。

❹ 运动时要携带易于吸收的碳水化合物，如糖果、饼干等。

▶▶▶ 选择适合自己易于坚持的运动方式

要根据自己的条件和周围的环境，因地制宜地选择运动项目，不可过量运动。按照运动中的能量消耗速率，分为轻度运动，如购物、散步、广播操、太极拳、气功等；中度运动，如快走、慢跑、骑车、上下楼梯、健身操等；强度运动，如快跑、跳绳、爬山、游泳、球类等。要结合本人的病情轻重是否伴有合并症，选择运动方式。对血糖不稳定，波动较大者，一般不主张持续时间长和运动量大的运动；伴有心脏病者，不主张选择中等量以上的运动；伴有肥胖和膝关节疾病者，不主张进行中等强度以上、增加下肢承重的运动。

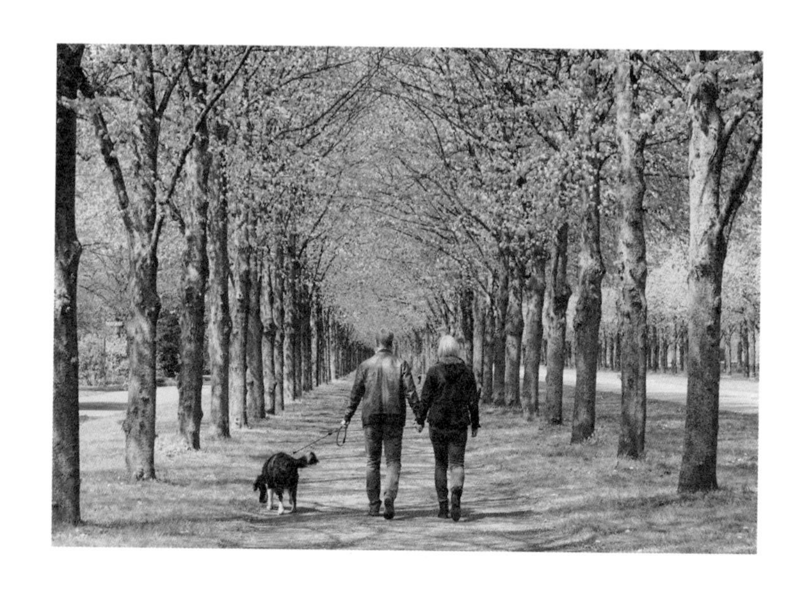

▶▶▶ 科学安排运动时间和运动强度

糖尿病患者以餐后运动较适宜，有利于降低餐后血糖。早餐后是一天中血糖最高的时刻，故安排在早餐后1小时运动最佳（从第一口饭算起）。早餐前和晚餐后血糖控制不好的患者，宜选择早餐前和晚餐后的时段运动。

运动量要适宜，运动时感觉全身发热，微汗，轻度肌肉酸痛，次日感觉精力充沛，有运动的欲望，食欲和睡眠良好，为最佳。运动量过大时大汗淋漓，气喘胸闷，不思饮食，次日身体乏力、精神不佳，需要及时减少运动量。

运动时的心率是判断运动量强度的重要指标。比较科学的判断方法是：最大安全运动心率=170-年龄。比如你的年龄是65岁，那么你运动时的心率应该是105次/分。

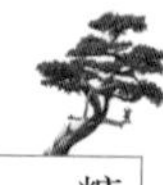

运动量过大时，运动结束后 10～20 分钟，心率仍不能恢复到运动前的水平，感觉疲劳、心慌、睡眠不好、食欲减退等；运动后身体无发热、无汗、脉搏无明显变化或有变化，运动停止后 2 分钟内心跳即恢复正常，表明运动量过小。

以上就是糖尿病患者运动中的一些注意事项，你们记住了吗？

九 我做完了运动，血糖怎么还高了

不少患者都曾问过我们，运动对血糖到底有什么影响。因为他们发现，做完运动本来以为血糖会降低的，结果一检测，血糖还升高了一点，刚开始还以为是血糖仪的问题，后来又到医院来检测，发现血糖真的是升高了。对于这样的现象，他们感到无法理解。下面我们就来解释一下这个问题。

糖尿病患者坚持饭后运动是有益于餐后血糖控制的。但是在运动的时候，如果运动量过大，则会消耗更多的血糖，再加上服用降糖药物的降糖作用就会出现一过性的低血糖，这种低血糖如果不是很严重，人体就会调节体内升糖激素的分泌，来使血糖升高。那么，如果这个时候去查血糖，就可能发现血糖反而增高了，这种增高不是由于血糖控制不好，而是人体在低血糖反应后的高血糖状态。也有些患者由于应激反应，因为过度劳累而引起血糖增高。总之，这种血糖升高，一来只是暂时的，二来不会有大幅度的波动，因此不会对机体产生太大的影响和损伤，而且我们可以通过调节运动的方式、时间和强度来避免这种现象。所以，广大糖友们尽可放心，不要因此而怀疑运动给血糖带来的益处哦。

亲爱的患者们，你们明白了吗？

十 哪些糖尿病患者要少运动

大多数糖尿病患者需进行适当的运动，但是某些糖尿病患者或在某些特殊阶段并不适合运动。

❶ 1 型糖尿病血糖未控制时，体内胰岛素严重缺乏的患者。这类人群在运动中和运动后肝糖原和肌糖原加速分解，血糖升高，脂肪分解增加，容易产生酮体，严重时可能导致糖尿病酮症酸中毒。

❷ 合并糖尿病急性并发症的患者，如酮症酸中毒、伴发急性感染时等，不宜运动。

❸ 糖尿病视网膜病变有眼底出血倾向的患者，运动后由于血压升高，血流加速，会发生或加重眼底出血。

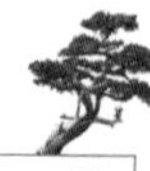

❹ 糖尿病肾病患者，运动可以使肾血流量减少，尿蛋白和尿素氮含量增加，加重肾脏病情。

❺ 糖尿病合并高血压，血压大于 160/100mmHg 者，应暂停运动。

❻ 合并有严重的心律失常、心功能不全、心绞痛或心肌梗死、急性感染、肝肾功能不全、活动性肺结核的患者，应终止运动。

❼ 有明显的糖尿病神经病变，影响四肢、肌肉的感觉和运动者，必须在有效的保护措施监测下进行运动；糖尿病足患者必须进行评估，降低运动量，严重者避免体育锻炼。

❽ 妊娠、腹泻、呕吐、不能进食、有低血糖危险、血糖太高、病情易波动者，慎用或不用运动疗法。

❾ 糖尿病患者在清晨没有注射胰岛素时不宜进行体育锻炼，以防酮症；在注射胰岛素后、吃饭以前，也要避免体育活动，以防低血糖发生。

十一 初发的糖尿病患者需要胰岛素治疗

前几日病房收住了一位患者，35 岁的小伙子，刚刚发现糖尿病，有口渴多饮的症状，体重没有明显改变，空腹血糖 8.5mmol/L，餐后 2 小时血糖 11.9mmol/L，糖化血红蛋白 8.3%，血酮、尿酮均正常，医生仍然给其制定了胰岛素降糖的方案，这让患者很不理解，“胰岛素注射应该是给那些病情较重、糖尿病晚期的患者使用的，我才刚发病，而且血糖不是很高，现在就给我用胰岛素是不是太早了？”

其实对于这样的疑问，我们并不是第一次遇到。大部分的糖尿病患者在医生要求使用胰岛素时都颇有微词。胰岛素需要注射，没有口服药方便，而且注射给人体带来的疼痛令患者心生恐惧，而老百姓中流传的一些并不科学的看法和观点（如胰岛素有依赖性，打上就丢不掉了等）更是让患者对之望而却步。凡此总总，各种原因都导致了患者对使用胰岛素的抗拒心理。那医生为什么还是坚决地要给某些患者使用胰岛素呢？对于患者提出的这些疑问，我们又该如何解答呢？

首先我们要承认一点，胰岛素使用确实没有口服药方便，注射也的确会给人体带来疼痛感，对于这个问题我们也一直在寻找解决的办法，只是目前口服胰岛素技术的研究仍处于探索中。但注射胰岛素绝不是所谓的“跟吸毒一样，会依赖、会成瘾”。

我们使用胰岛素的目的就是为了控制和稳定血糖，同时胰岛素能促进体内蛋白质和脂肪的合成，使日渐消瘦的

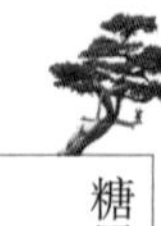

糖尿病患者体重能有所恢复，这些对于糖尿病患者都是有益的。

那有些患者要问了，我用口服药也能做到这一点，为什么非得用胰岛素呢？这个问题正是问到了关键，我们都知道，人体自身的胰岛细胞非常重要，它每天都在不停地工作，分泌胰岛素和其他各种激素来共同调节血糖的稳定。但就像一台机器工作时间长了或者超负荷运转就容易出问题一样，分泌胰岛素的细胞受各种不良饮食和生活习惯的影响也出问题了，要么就“生产了好多不合格的产品”，要么就干脆“减产或不生产了”，我们将这种现象统称为“胰岛功能衰退”。而口服药的作用大多是让“机器开足马力继续工作”，而胰岛素呢，有点类似于“又配了一台新机器”，这样“老机器就能好好休息了”。因此，这里我们就需要做出选择了，我们是让机器“带病坚持工作呢？”还是让它“休息和恢复一段时间呢？”

了解了以上的原理，我们在做出选择时就不再困惑了。尽管这位小伙子糖尿病刚发现、血糖也不是很高，但糖尿病自发病起，胰岛功能衰退都基本在 50% 以上，一位这么年轻的患者，后期数十年的血糖如何才能控制稳定，尽可能地修复他的胰岛功能应该是我们首要考虑的，因此，我们选择了胰岛素治疗。

那么这样的胰岛素治疗是不是一直要持续下去呢？根

据目前我们使用的经验和相关研究来看，使用的时间能达到3个月以上，胰岛功能即有很好的修复，此时改为口服药，药物用量会非常少，甚至部分患者不需用药，血糖也很稳定。但患者不可误认为自己的糖尿病已得到了治愈，每年仍需配合定期的检查及治疗方案的灵活调整，才可保证病情稳定。

初发的糖尿病患者们，不要畏惧，不要害怕，欣然而勇敢地接受胰岛素吧！

十二 血糖正常了还要用药吗

出门诊时，冷不丁的一位患者突然冒出一句“大夫，我血糖降下来了还得吃药吗？”，还没等我作答，旁边一位患者主动接话“当然得吃了，糖尿病是一辈子的病，治不好的”。我一看话茬不对，立马补充到：“不是治不好，只要能控制平稳，就跟正常人一样，药物的使用根据病情变化可做出调整，您目前还是需要吃药的”。短短的几句对话，看似简单，事后想想，却饱含深意。

前面这位患者的问题看似可笑，但的确是不少人心中的疑问。设身处地的想想，突然发现自己患上了糖尿病，然后被医生告知要一辈子吃药、打针，要频繁地监测、检查，好多东西都不让吃，还得定期定时运动，有几个人能坦然接受这样的现实？因此，他们更希望医生告诉

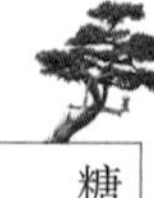

他们这个疾病能很快治愈，再也不用为它去担忧和苦恼。这是许多初发的糖尿病患者都有过的想法和疑问。

但后面这位患者的回答并不准确和科学，相反会使人滋生畏惧和厌恶情绪，或者出现自暴自弃、听之任之的悲观态度，这对于糖尿病的治疗是极为不利的。为了能让广大“糖友”建立起战胜糖尿病的信心，我想以科学严谨的态度从以下几个方面来回答该问题。

首先，糖尿病是一种慢性疾病，其疾病本身的变化和发展是缓慢的，哪怕像1型糖尿病这样从一开始就需要注射胰岛素的患者，只要血糖控制良好，其慢性并发症的出现仍是缓慢的。而慢性疾病的特点就是变化虽然慢，但仍在悄然发生，且在日积月累，这意味着对于糖尿病的病情，我们需要一直关注和监测，一旦出现不稳定的情况，我们要及时纠正。

其次，我们来说治疗。糖尿病的治疗方案不仅在不同的患者身上有所不同，在同一患者的不同阶段也有所差别，其方案的制定完全是根据病情变化来的。比如说，前面章节我们提到初发的糖尿病患者需要胰岛素强化治疗，很多患者强化了3个月甚至6个月之久，把胰岛素停下来一看，血糖还是好得很。患者问我们，“医生，我可以暂时不用药吗？”，我们说“可以，但还是得好好管住嘴、迈开腿，好好监测血糖才行”。这是我们在判断出患者自身胰岛功能恢复良好的情况下，有条件地允许患者停药，但对疾病的监测还是在进行的，也许后期患者血糖再次出现波动，那我们的胰岛素或者口服药方案又该恢复了。

最后，我想说说糖尿病能不能治好。治愈疾病，是每个患者追求健康的美好愿望，是无可厚非的，但治愈的含义必须扩大。我们不妨这样想，一个感冒发烧治好了，该算治愈了吧，但谁能保证你以后不再感冒呢，如果你下次又感冒了，那疾病不是还在吗？因此，对于糖尿病这么特殊的疾病而言，把各项指标控制在稳定的范围内以尽量延缓并发症的出现，让患者形成良好的饮食和生活习惯，让一切与治疗有关的事情自然地成为糖尿病患者日常生活中极其平常的一部分，这就叫治愈。

总结以上的内容，再次回答患者的提问，便是以下三句话："提高警惕，做好疾病监控；怎么用药，看病情而定；树立信心，才能战胜疾病"。

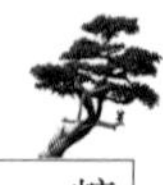

十三 "灵丹妙药"不可信

最近又有一位朋友打电话给我，说是他父亲在某健康专栏中看到了一则宣传，基本意思如下："该产品萃取传统中医药精华并结合现代高科技研发，纯天然、无任何毒副作用，起效快、作用机制独特，可激活胰岛细胞不断再生，让糖尿病患者彻底摆脱那些伤肝、伤肾、伤胃的口服药和成瘾的胰岛素，可有效地预防和治疗并发症……”，电话那头他十分认真地在读着，我只能很有耐心地听他说完，临了他问我：“老赵，这个可信吗？”，我心里又好气又好笑，无奈地反问他“你觉得可信吗？”。我自己也纳闷，这样的宣传一看就是有水分的，他们怎么连这点鉴别力都没有呢？

让我无奈的是，身边的朋友、家里的长辈、熟悉的患者，不少人都热情满满地想要从我这里寻找一个答案，结果却一个个被泼了冷水。部分人甚至已有过切身的经历和教训，事后才懊恼不已、悔不当初。曾有一个患者告诉我，其实他本来就怀疑宣传的是带有夸大疗效的产品，偏偏因为几个“患者”的现身说法，让原本半信半疑的他也相信了，于是咬咬牙，掏出老本买它三个疗程，为啥买三个疗程呢，因为搞活动“买三送一”嘛。三个月吃完，血糖还是高的，蛋白尿还是有的，再去找他们，发现卖东西的地方都搬了。我只能安慰他，“还好还好，没吃出什么问题来就是万幸啊！”

其实，我应该更加理解他们，对于健康的向往和追求是人类的本性使然，当他们得知自己患病并且认识到疾病的可怕之后，心灵上的脆弱、对疾病的恐惧和尽快治愈疾病的愿望，往往会使其病急乱求医，而此时，各种关于“灵丹妙药”的宣传总能及时地出现在他们面前，在媒体的强大攻势下，他们毫无招架之力，或者找个专业人士问问，或者就直接选择试试看，这也是人之常情。

但科学终归是科学，医学也不例外，而且要更加严谨和求实。不知大家有过这样的经历没，患者在跟医生交流时，通常问得最多的问题就是：“医生，我用上这个药（或者某种治疗），很快就能好了吧？”医生的回答往往让患者很不爽，“嗯，应该能好的”，“我有 90% 的把握”，“理论上没问题，我们会密切观察，如果不行再调整”。

这样的回答在患者看来似是而非，好像医生的水平不行，但究其根本，这正是体现了医学的严谨和科学。科研领域经常被提到的一句话是“世上没有两片一模一样的树叶”，在人类更是如此，哪怕是双胞胎，他们的基因编码也有很大的区别，每个人都存在着体质差异，谁能保证他们对药物和治疗的反应都一样呢？因此，医学的科学性，是指通过科学的方法得出整体的变化规律；而严谨性，是指将得出的规律应用于个体时都会存在个体差异。只有充分地将科学和严谨结合，才是真正的医学。

俗话说，没人能“包治百病”，即使是同一种疾病，

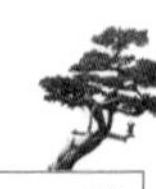

也不见得能“包治百人”。而各种“灵丹妙药”偏偏违背了这一规律，对每个患者它总是以绝对和肯定的语气告诉你“疗效是多么的卓越”，带有明显的夸大成分，但因为迎合了患者的愿望和心理，使不少人身陷其中。

这里，我想再次对所有的患者发出呼吁：“相信科学，信任医生，治疗疾病走不了捷径，灵丹妙药绝不可信。”

十四 并发症出现的危险信号有哪些

糖尿病最让人恐惧的是各种并发症的出现，失明、截肢、全身针刺样疼痛、尿毒症等，每个光是想想都让人觉得害怕，而且某些并发症在血糖控制较好的情况下仍会发生。因此，每个糖尿病患者都会关心这样的问题，有没有一些重要的提示可以提醒自己，我可能有并发症了，该去医院好好检查一下了。

这样的提示当然是有的，只不过平时被我们忽视了，这里我做了一个简单的总结，希望对大家有所帮助。

乏力。人在劳累后感到乏力是正常的，但这里的乏力，是指在非劳累状态下的乏力，不管自己怎么休息、调整都不能改善。如果同时伴有食欲下降、恶心反胃等，这样的糖尿病患者就要注意了，必须尽快到医院检查，排除糖尿病急性并发症（如糖尿病酮症酸中毒）或是肾脏病变、心肌梗死的可能。

视力下降。很多糖尿病患者觉得视力在渐渐下降，但总以为是老花或是白内障什么的，没有放在心上，突然有一天眼底出血了，整个都看不见了，此时病变已相对较晚。因此，有视力下降，就需要到医院排除眼底病变的可能。

小便泡沫较多。小便多本来是糖尿病的症状之一，但这里强调的是小便中的泡沫增多，通常提示小便中蛋白含量增多了。如果经常有或者越来越严重，或者还伴有下肢浮肿、面色不佳等，需要尽快排除糖尿病肾病的可能。

四肢麻木或发凉。四肢持续的发凉或麻木，特别是双下肢，哪怕是不对称的，一边有、一边没有或者一边重、一边轻，都要排除糖尿病周围神经病变的可能。

足趾变形或是足底胼胝。胼胝其实就是老茧，这两种情况在足部过度使用时都会出现，但我们需要小心，糖尿病患者会因为神经病变导致感觉减退及下肢动脉供血不良而加速这种改变，当胼胝厚度增加、颜色变深、周围皮肤变得越来越薄或者行走时足底越来越痛时，赶紧去医院让医生检查吧，很可能就是糖尿病足早期。

胸闷。大家都知道胸闷或胸痛是冠心病的症状，而糖尿病的患者，不仅得冠心病的概率提高了好几倍，而且糖尿病合并的冠心病通常没有明显的胸痛症状，因此更加隐匿、危害更大，所以糖尿病患者只要有反复的胸闷，或者感觉乏力明显，就要排除心肌供血不足或是心肌梗死的风险。

便秘、腹泻交替。前几天还是便秘的，突然又开始拉肚子了，如果你是糖尿病患者，一定要小心糖尿病胃肠神经病变的可能。

小便失禁或潴留。这里的小便失禁，不是指那种突发的、伴有意识障碍或四肢偏瘫的，那是中枢神经的病变。这里是指慢性的、反复的小便不能控制，需要排除尿路感染及糖尿病神经源性膀胱的可能。

头晕。反复发作的头晕可能是脑血管狭窄、血压不稳定或者颈椎椎体压迫所致，前两者都是和糖尿病有关的，需要排除糖尿病合并脑血管病变及糖尿病合并心血管自主神经病变导致的体位性低血压的可能。

以上种种，都是糖尿病并发症可能出现的危险信号，如果您是一个对自己负责的糖尿病患者，请在发现这些问题后，及时去咨询医生，排除隐患。

十五　哪些指标需要定期监测

很多患者定期到门诊复诊，经常会把检查提前做好，然后再到门诊给医生看，有的患者一下掏出一大堆检查单，生化、胰岛素水平、尿常规、血流变等，有的患者只拿着一张空腹血糖检测单。这其中，有一些不需要的检查患者也做了，但更多的是我们想看的检查患者没有做，那么糖尿病患者有哪些指标是需要定期监测的呢?

月指标。月指标是指每半个月或1个月就要监测的指标。主要包括空腹血糖、餐后2小时血糖、血压、体重、腰围等。这些指标一方面能反映血糖、血压、营养水平等人体的基本代谢状况，更重要的是操作起来方便、花费较小，很多患者在家里就可以实施，因此，我们将之设定为月指标，相对监测频繁一些，但却是最为基本和重要的资料，一旦发现异常可及时与医生联系，或者每次到医院就诊时，交予医生查看。

季指标。季指标是指每个季度监测一次的指标，主要包括肝肾功能、尿酸、血脂、糖化血红蛋白、尿微量白蛋白/肌酐、24小时尿蛋白定量、尿常规、眼底。这些指标除了反映重要脏器的功能及糖脂代谢、营养水平外，还包含了糖尿病肾病及眼底病变的发生情况，因此显得格外重要。但糖尿病慢性并发症的出现时间是相对较长的，而且患者必须到医院才能实施这些检查，因此，我们将监测时间设定为3个月左右，不仅方便了患者，而且不会遗漏。

年指标。每半年或1年监测1次的指标。主要包括胰岛功能、颈动脉及下肢动脉彩超、肌电图、头颅CT、冠

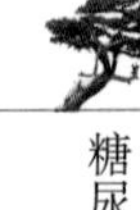

脉 CTA。这些指标相对于上面的指标来说，操作繁琐、部分检查需要提前预约，且价格相对较贵，但反映的问题却非常重要。不仅包括自身胰岛素分泌的水平和节律、胰岛素抵抗和胰岛细胞衰竭的程度，还包括重要脏器心、脑、下肢动脉及周围神经的病变情况，而这些病变都是糖尿病致残致死的直接帮凶。但跟上面提到的一样，这些并发症的出现也是相对较慢的，因此，我们将监测的时间设定为每半年或 1 年，保证不会遗漏病变的筛查，同时减轻了患者的医疗负担。

以上提到的这些指标的定期监测，大多是针对确诊糖尿病但尚未出现明显并发症的患者。如果你已经检测出并发症并且正在治疗，那么什么时间、监测什么指标就需要遵照医生的医嘱了。总之，定期监测是为了早发现、早治疗，把握自己的病情和抓住最佳的治疗时段。我们的口号是：只有定期监测，才能及时掌控。

十六 并发症预防重于治疗

古代医家有句名言叫“上工治未病”，意思是最高明的医生治疗疾病是防患于未然，疾病还没出现就被他及时地预防了，能达到这个水平的称为“上工”。在此基础上，现代医家对疾病的防治提出了三级预防的概念。即一级预防，预防疾病的发生；二级预防，疾病已经发生，要预防并发症的出现；三级预防，并发症已经出现，要尽全力治疗，提高和改善生活质量，减少致残致死率。

而众所周知，糖尿病的并发症属于慢性进展性疾病，进展到终末期时，治疗非常棘手，有时用束手无策来形容一点不为过。糖尿病肾病终末期就意味着透析；糖尿病足终末期只能截肢才能保住性命；而糖尿病视网膜病变出现纤维化后，网脱（即视网膜脱落）很快就会发生，失明是必然的结局，目前尚无更换视网膜的方法。不仅如此，患者此时的治疗费用往往也相当巨大。

就拿一个糖尿病足溃疡伴感染来讲，根据我们既往的治疗经验，在不采用外科治疗，仅使用内科抗感染、抗血小板、抗氧化、活血化瘀、改善代谢紊乱、局部清创等治疗时，2 周的费用基本在 12000 ~ 13000 元，而 2 周的时间对严重的糖尿病足来说治疗才刚开始，若同时需要采用外科介入或手术治疗，费用则要翻好几倍，而如此巨大的治疗费用，却还不能保证可靠的疗效。在既往诊治的患者中，已有无数人用切身的经历和惨痛的教训告诉我们，并发症的治疗，最关键、最有效的在于预防。那么平时的预防我们要怎么做呢？在此，我提出以下几点建议。

首先，思想上要重视。预防并发症是治疗糖尿病的主要目的，所有的糖尿病患者都要牢固树立防范意识、提高警惕，不可麻痹大意。

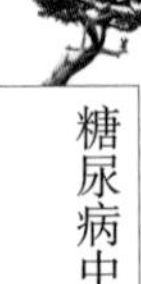

其次，行动上有作为。并发症的预防不是嘴上讲讲、喊喊口号就可以了，要深入落实到行动上来。平时要养成良好的饮食、起居、运动习惯，按医嘱使用药物，定期监测相关指标，有异常及时就医，一句话，把自己的病系统地管理起来。

再次，多与医生交流。要多与医生沟通、交流，以获得全面和可靠的意见，毕竟他们见多识广，提供的建议也更专业和规范。同样，自己认识上的一些误区和不足也能在他们的帮助下得到及时的纠正和改进。

让所有的糖尿病患者都远离并发症，我们一直在努力。

十七　治疗糖尿病，不是单纯降血糖

几天前收治了一位 80 岁的糖尿病患者，入院时血糖很高，27mmol/L，排除了急性并发症后，予皮下注射胰岛素控制血糖，三天后血糖为 10 ~ 14mmol/L。患者家属却着急了，“医生，怎么血糖还没降到正常，再这么高下去会不会出问题，要不剂量再加一加，给我们快点降下来”。我微笑着宽慰他们，“放心吧，目前这个情况挺好的，如果按你们说的再降一降，反而会出问题”。

其实，很多患者在刚开始跟糖尿病打交道时，总是把血糖有没有降下来作为头等大事，血糖降了，什么都好了；血糖降得慢了或者有波动了，赶紧找医生。这种做法如果看做是对病情的重视，我们能理解；但如果是患者对血糖过于紧张和担忧，那只能说明他们还不了解这个疾病。回想起我在跟患者做健康宣教时，经常挂在嘴边的一句话，“我们是治糖尿病的医生，不是降血糖医生”，言下之意，治疗糖尿病，并不是单纯的降血糖，而这其中，包含着两层含义。

首先，我们要求的是血糖稳定，而非一味降血糖。一个糖尿病患者血糖应该降到什么程度、血糖下降的速度如何都有讲究。大家都知道低血糖的危害，一次严重的低血糖可能会诱发致死性的心脑血管事件从而给患者带来极大的伤害。一般我们将血糖控制目标设定在空腹 5 ~ 7mmol/L，餐后 8 ~ 10mmol/L，而年龄越大的糖尿病患者对低血糖的耐受程度更差，血糖控制目标则放得更宽。就像上面提到的那位患者，年龄 80 岁，心血管和脑血管可能都有不稳定斑块存在，血糖从 27mmol/L 下降到 14mmol/L，其实出现酮症酸中毒等急性并发症的风险已经解除了，如果再进一步地加大胰岛素剂量，非要将血糖控制到 5.6 ~ 7.8mmol/L，那么稍不注意就可能会出现低血糖，诱发斑块破裂从而给患者带来新的风险。此外，血糖下降的速度过快，一方面会造成血浆渗透压过快下降，有诱发脑水肿的风险；另一方面机体不能适应急剧下降的血糖状态，尽管血糖不低，也会出现明显的低血糖症状，从而导致患者饥饿性进食增加，血糖反而更加紊乱了。

其次，糖尿病的治疗除了控制血糖外，还需要同时控制其他多种代谢紊乱及危险因素，比如高血压、高血脂、高尿酸血症、腹型肥胖、脂肪肝、多食少动、吸烟饮酒以及许多容易诱发并发症出现的危险因素。血糖控制虽然重要，但想要全面管理好糖尿病患者的病情，不能只是单纯降血糖，综合调控更为重要。

整体和全面把握病情，强调个体化治疗，我们看的是现实中的“糖尿病病人”，并非书本上的“糖尿病”，这是我们治疗糖尿病的总原则。

十八 “五马并驱”，做自己的医生

提起糖尿病的综合防治，我们常常念叨的便是“五驾马车”，也就是“教育、饮食、运动、药物、监测”这五种管理糖尿病的手段。国内“五驾马车”的正式提出者是著名的糖尿病防治专家向红丁教授，而向教授的灵感却是来源于美国的糖尿病专家 Joslin 所写的糖尿病专著，书中有这样一段著名的话：“我常把与糖尿病斗争的糖尿病患者比作是古代战车上的战士，他驾驭的战车是由三匹马拖引的，那就是：❶ 饮食疗法；❷ 胰岛素治疗（当时还没有口服降糖药）；❸ 运动疗法。驾驭好一匹马就需要技巧，驾驭好两匹马就需要智慧，如若想驾驭好三匹马同时拉车作战，那他就必须是一位杰出的驯马师。”这段非常形象而生动的文字为“五驾马车”的提出奠定了基础。下面将这“五匹马”的重要性做一简单归纳。

第一，糖尿病教育和心理疗法。教育的目的是让患者掌握更多的糖尿病知识，减少无知的代价。心理调整就是要正确对待糖尿病，不要整天怨天尤人或是有病乱投医，而是要采取积极的态度和认真对待的心理来管理糖尿病。糖尿病虽然不可根治，但是糖尿病可以战胜，只要能够颐养天年，而且不得严重的并发症，就算胜利了。

第二，合理的饮食治疗，是各种类型糖尿病治疗的基础。糖尿病患者要求限制总热量的摄入，以接近或维持标准体重，可改善胰岛素的敏感性，有利于稳定血糖。除饮食的定时、定量和定餐外，同时掌握好药物、饮食与活动量三者之间的相互平衡关系，根据活动量的增减，灵活调整药物、饮食量和餐次。

第三，生命在于运动，经常进行适当的运动，不仅是维持健康状态所必需，也是促进糖尿病康复的一种重要手段。运动可以改善机体代谢功能，提高机体对胰岛素的敏感性，增强肌肉对血糖的利用，改善血液循环，达到自然降低血糖的目的。

第四，有了心理调整、饮食控制和运动疗法后，如果血糖还不能达到比较满意的控制，那就需要用药了。糖尿病的临床用药包括口服降糖药和胰岛素，口服药大家相对容易接受，同时胰岛素也是一种非常好的治疗手段。大部分2型糖尿病患者在发病10年左右需要使用胰岛素补充或替代。

第五，自我监测，适用于所有糖尿病患者，为了达到严格控制血糖，同时减少低血糖发生的目的，患者必须进行自我血糖监测。此外，还要定期监测体重、血压、血脂、血液黏稠度，以及糖化血红蛋白、肝功能、肾功能、尿蛋白、眼底等。根据病情决定检查次数，病情重就要查得勤，病情轻可以相对少一些。

估计大多数糖尿病患者并没有真正驾过马车，但却不知不觉地跟这“五驾马车”打上了交道。若能同时赶好这“五匹马”，使它们协同作战，则可以自己做自己的医生，游刃有余地拉好糖尿病这驾马车了。

十九 糖尿病日常自我管理方法

好多糖尿病患者对于自己日常生活中需要怎么注意、观察等特别关心，而事实也是如此，如果不懂得日常的自我管理，那么，仅仅依靠医生的治疗，也不容易控制好血糖，更别提预防并发症了。

当然，在前面的介绍中，也提到了一些与日常管理相关的知识，这里我们再把需要特别关注的部分重点介绍，并补充一些糖友需要自我管理的知识。

首先，在饮食管理上要做到：❶ 定时定量进餐，避免进食时间延迟或提早，避免吃糖；❷ 避免吃浓缩的碳水化合物，避免饮用酒精饮料，避免食用高胆固醇、高脂肪食物。

其次，要学会胰岛素的使用方法，在医生建议使用胰岛素时，或者在住院期间，就要向护理人员或者医生，请教针对糖友自己的胰岛素的使用方法。由于在使用胰岛素的过程中，容易因为各种原因出现低血糖反应，所以，要知道紧急处理方法，比如食用糖水等。当然，低血糖反应以预防为主，平时要注意随身携带诸如饼干、糖果、巧克力等，万一感到饥饿、头晕、心慌、冷汗，甚至眼花、眼前发黑，可以及时自我处理。

由于糖尿病足的发病率较高，所以，日常生活中，要特别注意足部的护理。

❁ 定期检查足部皮肤，以早期发现病变。

❁ 促进足部血液循环，以温热水浸泡双脚（泡脚前，要先用手试一试温度是否合适，以免造成足部皮肤烫伤），时间不可过长，5 分钟左右即可，冬季应注意保暖，避免长时间暴露于冷空气中。

❁ 可以经常按摩足部，平时避免穿过紧的长裤、

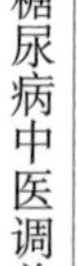

袜、鞋子。

❁ 避免穿拖鞋、凉鞋、赤脚走路。

❁ 禁用暖水袋，以免因感觉迟钝而造成烫伤。

由于糖尿病容易并发皮肤疾患，所以平素要注意自我身体的清洁。比如要勤洗澡，但是洗澡时要注意不能用太烫的水，以免不慎烫伤。对于女性病人来讲，外阴部最好用温水清洗，以减轻不适。对于阴部及脚趾等处的皮肤，应该避免潮湿，随时保持干燥。

平时要注意适当的休息，睡眠时间以能够恢复精神为原则。

良好的情绪，有利于观察病情，配合治疗，也有利于血糖的稳定，所以，我们在日常生活中，要注意保持情绪稳定，以乐观积极的心态面对生活，同时也要避免无序的生活方式。

最后，在自我管理方面，当然是按医嘱及时服用降糖药，注意定期复查。

二十 中医药治疗糖尿病的优势在哪里

中医药是一个伟大的宝库，历经数千年的发展和积累，目前已形成了自己的一套诊治体系，为人类的健康贡献了极大的力量。越来越多的医学专家都认识到，中医药在诊治疾病上有着自己的独到之处，能解决许多西医处理不好的问题。同时，中医药由于其历史悠久，流传发展至今，已形成了较为广泛的群众基础，相信中医、偏爱服中药，认为西药副作用大而中药副作用小，似乎已成为老百姓的共同看法。但任何事情都不能绝对，更不能盲目夸大中医药的作用。中医药的优势是有的，但弱势也是有的；能解决好多问题，也有好多解决不了的问题。就像好多初诊的糖尿病患者提出要求："医生，我就想吃中药降血糖，不想用西药。"是不是我们就都这样做了呢，不是的，得看情况而定。如何正确地看待中医药在糖尿病治疗中的地位，这就是我们今天要说的。

中医药治疗疾病，更偏重于整体调理。而整体讲究的是"面"而非"点"，是总体而非局部，这样一来，兼顾得挺多，但局部作用不强，想要短期快速起效较为困难。

比如一张治疗糖尿病（消渴）肝肾阴虚的方子——六味地黄丸，一共六味药，每味剂量在 10～15g，药理分析显示，这些药中都含有降血糖的药物成分，但这些降糖的成分含量都是很低的，跟我们西药的降糖药比起来，效力不知道要弱多少倍，因此想用它们把血糖降下来，那就是很困难或者说是力不能及的一件事了。可能有些患者要说："我就是吃的这个药，什么西药都没吃，血糖控制得非常好啊！"是的，前面我们说了"要看情况而定"。不同的糖尿病患者病情不同，有人血糖十几、二十几，有人

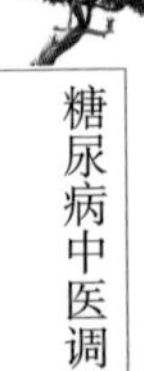

血糖刚刚超出范围，血糖太高的可能不光吃药，还要打胰岛素才能控制住；而血糖轻微升高的，也许饮食控制、增加运动后，血糖就恢复正常了，那么这种情况下，就不能把功劳归结于中药了。这么看来，中医药在控制血糖上是弱项，那么它的优势到底在哪里呢？在于预防和治疗并发症上。

糖尿病并发症是血管损伤长时间累积后的表现，早期轻，后期随时间延长逐步加重。在用西药降糖降压的同时，配合中药一起进行干预，可有效地预防并发症的出现。一项为期 3 年的大样本全国多中心随机双盲对照临床研究的结果即证实，在同等条件下，使用西药降糖降压，配合使用滋阴活血中药的糖尿病患者，其肾脏病变和视网膜病变的概率要明显低于不使用中药者。这对于那些尽管血糖、血压等各项危险因素都控制得不错，但并发症还是出现了的糖尿病患者，无疑是一个不错的手段。

此外，在糖尿病患者已出现较为严重的并发症时，目前的西医治疗有时疗效不佳。而中医药抗炎、抗氧化、抗纤维化、改善血液黏度、清除自由基等一系列的综合作用此时正好派上用场。多年的临床实践也确实证明了这一点，中西医结合疗法对糖尿病肾病、糖尿病周围神经病变的改善的确优于单纯的西医疗法。无数患者因西医诊治效果不佳而转而求治于中医药，结果重获新生。

充分发挥中医药的优势并正确地看待和使用它，以更好地为众多糖尿病患者服务，这是我们一直坚持的方向。

二十一 活学巧用，战胜病魔

中医中药虽然有很多优点，但凡接触过的人都觉得复杂、繁琐。不仅一个方子里有好多药，每一个药都有好几个作用、能治好几种病，最后合在一起治什么病，真是不太容易看出来。但随着中医药广泛和深入的使用，自己配几味中药组成一个茶饮或食疗方已越来越平常，如何才能让大家简单易行地了解和学习中医药呢?

中医药的核心思想是辨证论治，分析出疾病发生、发展的机理，再根据病理使用相应的药物。这看似简单的一句话，却需要学医者数十年的研修和磨炼才能小有所成。因此，中医学对专业人员要求严格，近乎苛刻，要达到学而优且精的程度，但非专业人员大可不必，因为他们的任务主要在于自身的预防和保健，在于学习中医药知识的热情和兴趣。针对这样的情况，我们将这本书中所有的内容都用近乎通俗化的语言来描述，如同在和患者面对面的交谈一样，同时，设立足够多的实例和故事，这样一来读者可以参照比较自身情况，二来可以激发读者的学习兴趣，使大家都能真正地了解和相信中医药。

另外，还要提醒大家的是，书本毕竟是书本，大家不

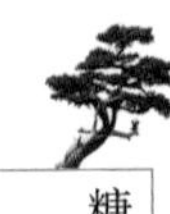

可仅凭自己阅读书本后的领悟和认识来给自己或别人诊病下药，因为医学是一门实践性非常强的学科，毕竟普通大众在这方面的经验和实践还远远不够，谨慎一点是为了避免潜在的风险，因为中药绝不是传言中的“没有毒副作用”，是药均有三分毒，只是轻重而已，大家切记。

因此，我想要告诉大家的是，我们的宗旨在于让大家了解中医药，因为只有了解和认识了，你才能相信。了解过后，并不是让大家不要再找医生了，医生毕竟还是医疗的主体，因为他们足够专业和有经验，关键时候还是要听取他们的建议。

“学习而不无知，懂得而不盲目自信，信任和配合以解决难题”，这就是“活学巧用，战胜病魔”的真谛。

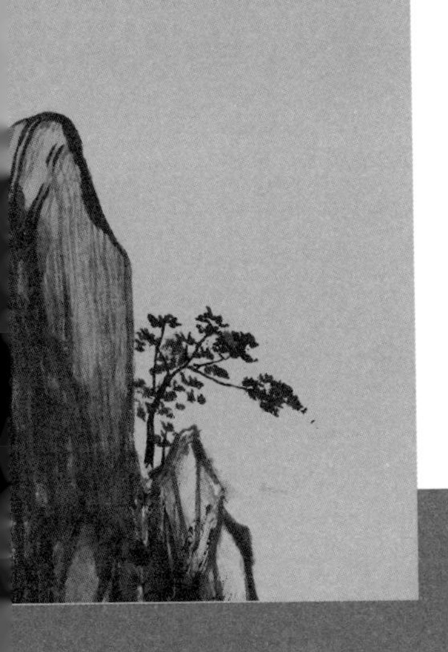

第二篇 滋阴篇

糖尿病对应于中医的消渴病。消渴，顾名思义，既有消瘦，又有口渴，那么消瘦和口渴症状的本质是什么呢？其实就是阴虚和内热。“阴”代表的是人体的阴液和阴津，是人体之本元和精华，也是人体内重要的营养物质，这种重要的营养物质缺乏了，久而久之人体就会出现消瘦的症状。而体内持续有热，加重耗伤津液，人体缺乏津液的滋养，口渴自然就产生了。因此，消渴的主要机理是阴虚内热，我们就针对这个原因使用滋阴（清热）的药物，自然能达到对症下药、药到病除的目的了。

第一讲
经典方剂

一　六味地黄丸——补泻同施滋阴液

▶▶▶ 六味地黄丸的组成和起源

六味地黄丸，原名“地黄圆（丸）”。在古医籍中有地黄丸方近20首，而流传最为广泛且沿用不衰的是宋代钱乙《小儿药证直诀》中的一首。

药物组成：熟地黄24克，山茱萸、干山药各12克，泽泻、牡丹皮、茯苓（去皮）各9克，共为细末，炼蜜为丸，空腹淡盐汤或温水送服，也可作汤剂煎服。

因方中药共六味而以地黄为君，故名为六味地黄丸。

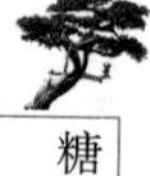

说起六味地黄丸，还有一段典故。史书记载，公元1079年，钱乙被召到汴京，治好了太子的病，受到了皇

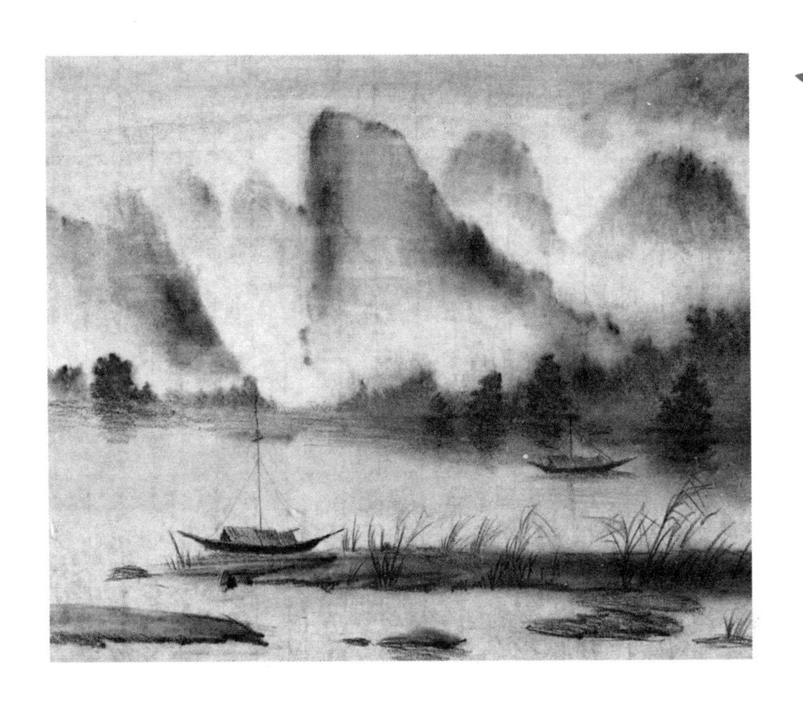

帝的重用和赏赐，使他顿时誉满京城。那时候宋朝的太医，许多人已经成了靠门第资格吃饭，靠“家学渊源”吓人的空架子医生了。钱乙这个“土郎中”，才四十几岁，一下子进入了太医的行列，不能不令这些官医们张口结舌。有些人固然佩服他，但更多的人却嫉妒，不服气。他们私下议论：“钱乙治好太子的病，不过是偶然的巧合罢了！”有的说：“钱乙只会用土方，真正的医经怕懂的不多。”

有一天，钱乙和弟子阎孝忠正在为患者治病，有位大夫带了一个钱乙开的儿科方子来“讨教”。他略带嘲讽地问："钱太医，按张仲景《金匮要略》八味丸，有地黄、山药、山茱萸、茯苓、泽泻、牡丹皮、附子、肉桂。你这方子好像少开了两味药，大概是遗忘了吧？"钱乙笑了笑说："没有忘。张仲景这个方子，是给大人用的。小孩子阳气足，我认为可以减去肉桂、附子这两味益火的药，制成六味地黄丸，免得孩子吃了过于暴热而流鼻血，你看对吗？"这位大夫听了，连声道："钱太医用药灵活，酌情变通，佩服佩服！"弟子阎孝忠赶紧把老师的话记载下来，后来又编入《小儿药证直诀》一书。就这样钱乙所创制的"六味地黄丸"流传下来，直到今天。

▶▶▶ 六味地黄丸的巧妙搭配

六味地黄丸，是糖尿病肝肾阴虚常用的基本方。此方之精妙不仅在于其熟地补肾、山药健脾、山茱萸益肝之"三补"。更有泽泻泄肾利湿，以防熟地黄过于滋腻；牡丹皮清泻肝火，制约山茱萸之温涩收敛；茯苓淡渗脾湿，以助山药健运脾胃，俗称"三泄"。六味合用，三补三泄，以补为主，却不滋腻，用于肝肾阴虚引起的腰膝酸软、头晕耳鸣、手脚心发热、遗精盗汗等，多见奇效。

▶▶▶ 哪些糖尿病病人适合使用

六味地黄丸，可用于糖尿病肝肾阴虚的患者。中医治疗讲究辨证论治，只要符合肝肾阴虚的证型，就可以使用。

笔者在门诊遇到一位55岁的糖尿病患者，男性，报社编辑，糖尿病史1年，目前血糖控制尚可，空腹血糖6.8mmol/L，餐后2小时血糖9.3mmol/L，糖化血红蛋白6.7%。但患者总是觉得口干咽燥、皮肤干燥，工作一忙更是腰膝酸软、视物模糊，伴有头晕耳鸣、夜间盗汗。查看患者舌苔、脉象示：舌质嫩红，少苔，脉细。

此即为典型的肝肾阴虚之证，予患者六味地黄丸加玄参、石斛、菊花、酸枣仁等，其中玄参、石斛滋阴润燥，菊花清肝明目，酸枣仁酸甘敛汗。服用1个月后，症情明显缓解，继续服用2个月，症状基本消失。患者感觉甚好，用他自己的话说，“腰不酸、腿不软，每天很有精神，工作也不觉得累了”。

▶▶▶ 服用六味地黄丸的注意事项

六味地黄丸以补益为主，补益药具有补虚扶弱的作用，也有“让病邪停留体内，不易祛散”的弊端。当患者出现感冒、咳嗽、发热等外邪入侵症状时，要暂停服用补益药，以免邪恋不去。

某些身体虚弱的患者，消化力弱、脾胃功能差，服用六味地黄丸可能产生胃满腹胀的不适症状，应先服用健脾和中之剂，扶益胃气，待脾胃功能恢复后，再投地黄丸之类的补肾之品。

对于形体肥胖、身重肢困、口黏不爽、舌苔厚腻的患者来说，治疗应该以化痰除湿为主，此时应慎用六味地黄丸，否则可能助湿生痰，使痰湿之邪久滞难去。

六味地黄丸原方为蜜丸，有大蜜丸、小蜜丸之分。大蜜丸一般每次 1 丸，小蜜丸一般每次 6g，每日 2 次或 3 次，温开水或淡盐水送服。虽为蜜丸，由于其中糖分较少，不会引发血糖波动。目前医院和药店里常见的是 200 粒装的浓缩丸，每次服用 8 粒，每日 3 次，功效也是一样。

二 消渴方——滋阴降火除消渴

▶▶▶ 元代神医朱丹溪

消渴方由元代著名医学家朱丹溪所创，因朱丹溪诞生于义乌县赤岸村，自幼聪敏好学，日记千言，家乡有条美丽的小溪叫丹溪，在他死后，人们尊称他为丹溪翁。由于他医术高明，治病往往一帖药就见效，人们又称他为“朱一帖”“朱半仙”。朱丹溪对中医学贡献卓著，因为他倡导滋阴学说，创立丹溪学派，被誉为“金元四大医家”之一。

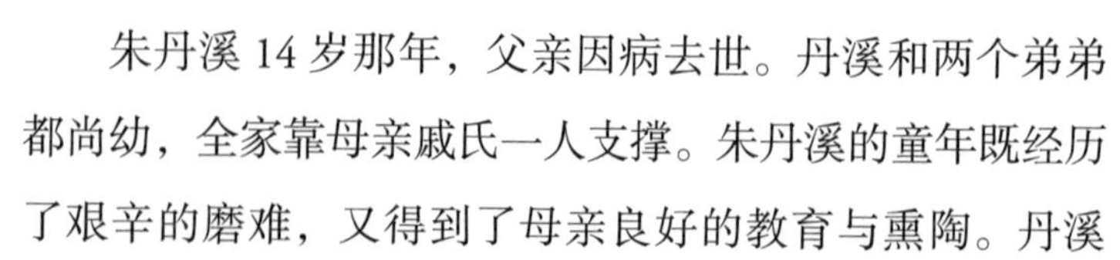

朱丹溪 14 岁那年，父亲因病去世。丹溪和两个弟弟都尚幼，全家靠母亲戚氏一人支撑。朱丹溪的童年既经历了艰辛的磨难，又得到了母亲良好的教育与熏陶。丹溪

30 岁时，母亲患病，而“众工束手”，他就此立志学医，刻苦钻研《黄帝内经·素问》等书，他在强烈的求知欲驱使下，到东阳从师许谦，学习理学。

丹溪曾参加过两次科举考试，但都没有考中。科举失败并没有使丹溪灰心，他认为：要使德泽远播于四方，只有学医济人，才是最好的选择。这时，他的老师许谦，卧病日久，也鼓励丹溪学医。于是，朱丹溪决意断绝仕途，专心从事医学事业，写出了《丹溪心法》这样的传世经典，而其中就有这张名方——消渴方。

▶▶▶ 滋阴降火消渴方

朱丹溪的医学成就，主要是创立了“阳常有余，阴常不足”的理论，并在此基础上，确立“滋阴降火”的治则。

朱丹溪将疾病中所有的火热证分为实火、虚火与郁火，大胆提出虚火可补，从而使河间学派众多医家长期以来对外感火热的探讨为之一变，而转为对内伤火热的研究；也使治疗火热证由过于偏重清热泻火治法，转为重视滋阴降火治法，奠定了滋阴降火学说的基础，这不能不说是对中医学的一大贡献。

消渴这个疾病多属于火热证，易饥多食，口渴多饮，主要由于胃中有热造成的。

消渴方用黄连末、天花粉末，和入藕汁、生地黄汁、牛乳中熬成膏，再加生姜汁、白蜜，熬和均匀，服用时将膏放在舌上，含化后用少许白开水送下（原书中此方无具体剂量。根据临床实际，建议用量为：天花粉 20 克，黄连 10 克，生地黄 20 ~ 30 克，共为细末，用适量的藕汁、牛乳汁、生姜汁、蜂蜜等调和在一起，每次 3 ~ 5 克，每天 3 次。或者将黄连末、天花粉末等量应用，和入适量藕汁、生地黄汁、牛乳中熬成膏，再加少许生姜汁、白蜜，熬和均匀，服用时将膏放在舌上，含化后用少许白开水送下）。

黄连能泻心火，天花粉、藕汁能清火生津液，生地黄滋益肾水，牛乳补血润燥，生姜汁和胃，白蜜益胃生津，所以有泻火生津、益血润燥的作用，能使消渴大为改善。

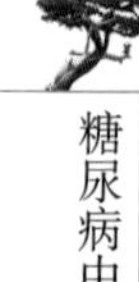

▶▶▶ 哪些糖尿病患者适合使用

那么什么样的患者适合服用消渴方呢？笔者曾治疗过一位患者，男，45 岁，农民。患者能食善饥已有 2 年多，半个月来头晕乏力，嗜睡懒动，在当地县医院检查发现尿糖（+++），空腹血糖 10mmol/L，就诊时症见形体消瘦，能食善饥，每餐可进食稀饭10碗左右，口渴多饮，尿多，苔中根黄。证属胃热炽盛，伤灼阴津，予患者消渴方加佩兰、石斛，将诸多味药熬成膏，每日1勺，用白开水送服，1周后口渴明显好转，也不再那么容易感到饥饿了。

▶▶▶ 服用消渴方的注意事项

值得注意的是，消渴方中的生姜、牛乳、白蜜都是生活中常见的食品，是不是人人都可服用呢？并不是这样。消渴证若见到小便频数，浑浊如膏脂的症状，是肾气虚有热，本方不适宜。

三 白虎加人参汤——清补烦渴汗乏却

▶▶▶ 神秘而经典的命名

白虎加人参汤是由白虎汤加人参9克所组成，我们先来说说白虎汤。《伤寒论》中的白虎汤，是一个以星宿命名的方剂，也是治疗阳明病的主要方剂，它的名字不禁使人好奇，是否有着深刻而神秘的意义？

白虎为西方7个星宿的总称，五行为金，色白，主肃杀，季节为秋。白虎使人联想到，万物到了成熟的季节，果子落地，丰收的景色，气温下降，炎热的天气在一阵秋雨一阵凉中，化为凉爽。

《伤寒论》条文说："脉浮滑，此表无寒，里有热，白虎汤主之。”说明此方剂是通过辛寒折热的方法来降低内外温度的。白虎象征秋天，白虎汤使用的是清、凉的大法。

白虎汤共用了四味药：生石膏 50 克，知母 18 克，甘草 6 克，粳米 50 克。生石膏和知母的组合，据文献记载是最佳降热组合，古人通过千百年的实践找到这个组合。甘草和粳米入脾胃，可以延长药物疗效，让石膏、知母的降热组合直接针对脾胃中焦。

清代医家张锡纯大师使用白虎汤很有心得，他认为，生石膏性微寒，只要对症，是可以大剂量使用的，非常安全。而有些中医保留看法，认为白虎汤是大寒之物，无汗不可用白虎。关于对错，还是要看实践，在南方炎热区域（如长江三角洲地区）的案例中，白虎汤很有效果。

▶▶▶ 加了人参变不同

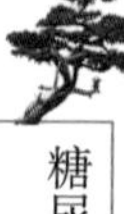

作为阳明病的主要方剂，白虎汤加 9 克人参就成为著名的白虎加人参汤。白虎加人参汤可以清热、益气、生津，与白虎汤有什么不同呢？

白虎汤是清热方，善于清六腑之邪气。白虎汤的主治是四个字：**热、汗、渴、烦**。但如果消渴患者在大量出汗、解小便、腹泻之后，出现了神疲、乏力、汗多、气短症状，这时候就需要加入著名的补益药——人参。

人参是补虚药，善于补五脏的虚损。加人参的目的是增加益气作用，在清热生津基础上加强补气，形成气阴双补。一般是气分热盛一定时间之后，造成气阴两伤。或者汗、吐、下以后里热还是旺盛的，气阴已经伤了，尤其在炎热的夏天，防暑降温的措施不够，消渴患者容易在汗多后伤津，出现神疲、乏力、汗多、气短、脉象虚软。用白虎汤清气分大热、清暑热的同时，加一些人参，人参既能补气，又能益阴。使全方变成清气分大热，兼补气阴了。

▶▶▶ 白虎加人参汤——巧治糖尿病

1993年，北京协和医院外科的一位教授得了糖尿病，自己用西药治疗，但是仍烦躁不安、疲乏无力、出汗，想试试中医，找到了北京中医药大学肖相如医生。协和医院是中国西医学的龙头老大，代表着中国西医学的最高水平，所以能在协和医院外科当教授，那西医水平已是很高。他自己查了相关资料，糖尿病的患者如果出现以上这些情况，可能是糖尿病损害了神经系统，西医缺少特别有效的针对性治疗，所以他十分紧张。

肖医生看到他舌质红，舌苔黄燥；脉洪大，重按有空虚之感。辨证为阳明热盛，气津两伤；治疗要用清热益气生津法，选用《伤寒论》中的白虎加人参汤：生石膏

30g、知母 15g、生山药 30g、炙甘草 6g、生晒参 10g。上方 7 剂，每天 1 剂，水煎取 1000 毫升，分 3 次温服。1 周后，他又来找肖医生，高兴地说："喝了几天中药汤，我已经不难受了，以后我会经常来找你给我开汤药喝的。"

这样的糖尿病患者服了白虎加人参汤以后为何药到病除？因为里热去除了，没有热邪扰乱心神了，也就不烦躁了；没有热邪迫津外泄，也就不出汗了；没有热邪损伤正气，加上人参可以益气生津，所以就不疲乏了。

▶▶▶ 使用注意事项

典籍原方中用的是粳米，因为现在的药房多没有粳米，可以用生山药代替，粳米是甘味的，和生石膏、知母的寒性配伍，可以甘寒生津，防止热盛伤津；另一方面，粳米可养胃，防止生石膏、知母寒凉伤胃，现在用生山药代替粳米，具有同样的作用。

人参性微温，味甘微苦，可以大补元气，生津。人参最好的道地药材是上党人参，上党即现在的山西省长治地区，上党人参因为太名贵，早已被采挖绝迹，现在最好的人参是吉林省长白山的野山参，其次是朝鲜的高丽参。药房里的人参有生晒参和红参，生晒参是人参采挖以后直接洗净晒干而成，性平和，要取其益气生津作用的时候用生晒参更好一些，而红参是经过蒸制的，外观发红，性偏温，用于偏寒的病证更好一些。

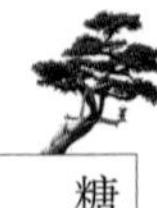

四 玉女煎——滋肾清胃玉女策

▶▶▶ 玉女的象征

所谓“玉女”，有三种说法：❶古代道家称肾为玉女，本方可滋补肾水，故名；❷观音菩萨左有金童，手持净瓶，右有玉女，手持柳枝，观音用柳枝醮净瓶之水，洒于大地则清凉滋润，喻本方有滋阴降火之功；❸石膏其色白无暇，性阴寒，象征玉女。本方以状如玉女之石膏为主，“既补肾水之不足，又泻胃火之有余”，宛若观音菩萨用柳枝醮净瓶之水洒于大地一样，从而使阴

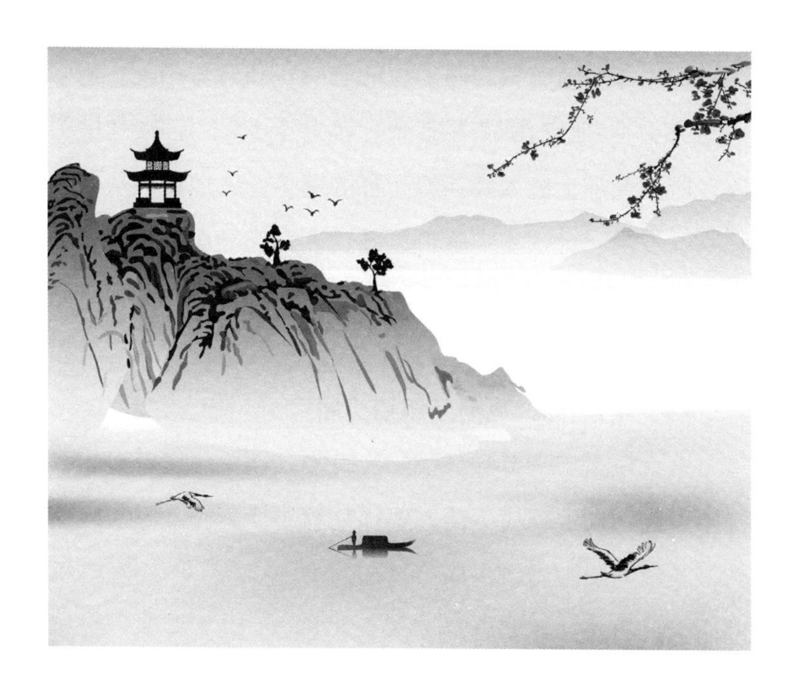

虚火亢之症迅速得以平息。简单地说来，玉女代表阴，代表水，本方的作用就是滋肾、清胃。

▶▶▶ 由白虎汤演变而来

> 玉女煎的药物组成很简单，只有五味药：石膏30克，知母10克，熟地黄15～20克，麦冬10克，牛膝10克。

聪明的读者已经发现，在介绍之前的方剂——白虎加人参汤时，我们已经见到了石膏和知母。没错，石膏、知母，取法于白虎汤。

知母主要清肺胃之热，也能滋阴，和石膏相配，清阳明之热。但是它泻胃火有余，治疗肾阴不足的力量不够，所以又加上能入肺、胃、肾的麦冬、熟地黄，从而补肺阴、胃阴、肾阴。牛膝可以导热下行，导血下行，如果有鼻衄或吐血的时候用它，可以引血下行；如果没有出血，可以引热下行。

▶▶▶ 治消渴，也治牙痛和头痛

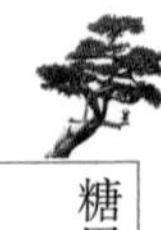

玉女煎是“清胃滋肾”的代表方。糖尿病患者素体多肾阴不足，加上现代生活方式往往容易饮酒又乱吃辛辣食品，导致牙龈肿痛、头痛等胃热阴虚的症状。中医经络学说认为，胃经“上行头面，入上齿中”，胃火有余，胃热循经上攻，则见头痛牙痛；热伤胃经血络，则牙龈出血；热耗阴精，故见烦热干渴；舌红苔黄且干，为阴亏症状。因此，本方常用于牙龈炎、糖尿病、急性口腔炎、舌炎等属胃热阴虚者。

比如一男性患者，36岁，个体经营者，患糖尿病半年，常在外应酬饮酒，饮食量多，口渴多饮，小便频数，面红目赤，牙龈肿痛，口腔溃疡难愈，大便干结，舌质红，苔黄，脉弦数。患者证属阳明热盛，胃火积灼，热耗津液，治拟清泻胃火，养阴生津，拟玉女煎加味，患者服用5剂药后饮食量减，饮水量少，小便仍频但量少，大便通利，牙痛好转，再拟原方去石膏后研末冲服，巩固疗效，口腔溃疡得以控制。

▶▶▶ 服用玉女煎的注意事项

需要注意的是，如果兼有脾虚，大便稀溏，这种情况不能用本方。并且石膏和知母在用量上不宜过大，尤其在天气较冷的月份季节，可以加用健脾止泻而不燥的药物，如白术、山药、扁豆等。

五 玉泉丸——滋阴生津除烦渴

▶▶▶ 玉泉丸与叶天士

玉泉丸又名玉泉散，是中医治疗消渴病的良方，出自清代名医叶天士。关于玉泉散、玉泉丸故事颇多。相传，叶天士曾经为一名进京赶考的举人治眼疾，虽已诊断出其身患严重的消渴病，但叶天士对此症却无研究，只得让举人另寻高明。

后来，举人去了一处名叫玉泉寺的寺庙，在一位高僧的治疗下，消渴病和眼疾竟然都好了。后来举人将此事告知了叶天士，他感到十分的惭愧与内疚。为求医方，他不远万里、跋山涉水前去拜访高僧。哪知高僧却不肯相见，他便放下名医身架，身居寺庙与众僧为伴，同吃同住，一起劳作，修行。此举感动了高僧，便将药方传于叶天士。

叶天士求得秘方后，查阅典籍，同时融合多年的行医经验，对药方加以改进。在历时数年、治疗数百人的经验基础上，终于创制出一剂能够非常有效地治疗消渴症的医方。为谢玉泉寺高僧的传授之恩，结合该方“如玉泉注身，以治消渴之症”的特性，特将此方命名为玉泉丸。

▶▶▶ 良药当如久旱求泉

玉泉，为泉水之美称，道家亦指口中舌下两脉之津液。

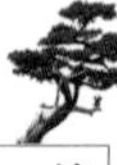

玉泉丸处方组成为葛根、天花粉、麦冬、生地黄、糯米各 15g，五味子、甘草各 5g，水煎服，每日 1 剂。

葛根能生津止渴，是治疗消渴症及热病烦渴之良药；天花粉生津清热，能治疗热病津伤口渴及消渴症；麦冬能滋养胃阴而生津，可治疗胃阴耗伤之津少口渴；生地黄能养阴生津，治疗阴虚津亏；五味子能生津敛汗，治疗津少口渴；甘草调和诸药；糯米能补养脾胃，益气补肺。

▶▶▶ 玉泉丸的运用加减

本方用大队滋阴润燥、益气生津之品组方，止渴除烦，益气和中。服之可使阴精得充，津液自回，口中津津常润，犹如玉泉之水，源源不断，故名玉泉丸。

玉泉丸加味：葛根、天花粉、牡丹皮、生地黄、麦冬、五味子、苦瓜干、生鸡内金（研末分吞）、生三七（研末分吞）、糯米、甘草。舌质紫暗或有瘀点，或下肢脉络曲张显露或面部有血丝者，生三七每次酌情加量；视物模糊者加高丽参；皮肤奇痒者加香附、白鲜皮、生黄芪。

六　生脉饮——气阴双补糖友乐

▶▶▶ 三味药组成的名方

生脉饮由古方“生脉散”衍生而来。生脉散则是中医千古名方，出自元代名医李东垣所著的《内外伤辨惑论》，有人参、麦冬、五味子三味药物（人参10克，麦冬10～15克，五味子6～10克）。

其中人参是主药，能大补元气，麦冬可养阴清热，五味子可敛汗生津，后两味起辅助作用，三药合用，一补，一清，一敛，共同发挥益气生津、敛阴止汗的作用。

生脉饮最早用来治疗温热、暑热；如今，在对其添加了黄芪、玉竹等益心气的药物后，主要还是治疗气阴两虚的病症。研究发现，糖尿病心血管并发症的发病率渐增，而糖尿病患者本身就存在气阴两虚：气虚表现为心悸、气短、汗出、乏力、懒言；阴虚表现为口干思饮。

千百年来，经过历代医学家的实践检验，在治疗上广泛应用。如今又以先进的医药科学技术和方法，把生脉饮由传统的散剂制成了口服液、冲剂、胶囊剂和针剂等多种剂型，适合多种给药方法和多种疾病的治疗需求。

▶▶▶ 人参方与党参方作用有差别

需要提醒的是，原处方中的人参在部分市售的口服液制剂中已改成了党参。党参虽也能益气健脾，但大补元气之功远不及人参，对抗心肌缺血的作用也较人参逊色。因此，对糖尿病并发较重心血管疾病的患者，还是应该选用

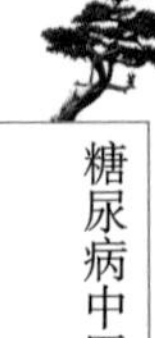

以人参为主药的生脉饮制剂或汤剂。

▶▶▶ 原方加减汤剂有优势

尽管生脉饮如今有应用方便的口服液、胶囊、注射液等多种成药剂型，但原方汤剂加减组方仍有一定的优势。中医可以根据患者不同症状，以生脉散原方为基础，随症决定剂量和方药组成，使应用面更广，更适合患者个体化治疗。

如阴虚火旺者，症见心悸不宁，口干舌燥，可加黄连、百合、莲子；肾阴不足者，见腰膝酸软、目眩、耳鸣，可加首乌、枸杞子；心脉瘀阻见胸闷刺痛，脉细数者，可加丹参、苦参、三七。

▶▶▶ 生脉饮——可以在家泡的药茶

患者可在家自煮生脉饮作为茶疗。每次取人参 6g、麦冬 9g、五味子 4g，将药材用热水冲洗后剪碎，加清水煮 5 ~ 10 分钟或用滚水冲泡药材，分数次饮用，每周喝 2 ~ 3 天。五味子泡水后药汁色泽会偏黑，患者不必介意。

▶▶▶ 不是人人都能用

生脉饮疗效较好，药性平和，一般没有不良反应，但也不是人人可用。它只适用于有虚汗、虚喘、心悸、口渴等气阴两虚症状的糖尿病患者。如果感冒发热，或咳嗽痰多，以及中暑热盛但没有气阴不足的患者，都不可乱用。

此外，消化不良、舌苔厚腻、大便溏薄的人也应慎用，以免误补助湿，加重症状。服用本品同时不宜服用藜芦、五灵脂、皂荚或其制剂；不宜喝茶和吃萝卜，以免影响药效。

七 左归丸——壮水之主滋阴液

▶▶▶ 六味地黄丸化裁而来

左归丸出自明代医家张介宾的《景岳全书》，组成：熟地黄24克、山药12克、山茱萸12克、枸杞子15克、菟丝子10～15克、牛膝10克、鹿角胶10克、龟板胶10克。制为蜜丸，早、晚空腹时各服1丸，淡盐汤送下。

左归丸是张介宾由六味地黄丸化裁而成。他认为："补阴不利水，利水不补阴，而补阴之法不宜渗"，故去"三泻"（泽泻、茯苓、牡丹皮），加入枸杞子、龟板胶、牛膝，加强滋补肾阴之力；又加入鹿角胶、菟丝子等温润之品。

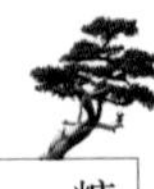

▶▶▶ 治疗真阴不足证

同为经典补肾名方，左归丸和六味地黄丸所以不同，是前者有补无泻，而六味地黄丸补中有泻。这时要根据阴虚的程度、虚火的轻重，来选择合适的方剂。

根据中医的辨证分型，左归丸适合用于真阴不足的患者。什么是真阴不足？凡有肝肾精血亏损，形体消瘦、腰膝酸软、滑泄、健忘少寐、五心烦热、潮热盗汗、颧红升火、口干咽燥、舌红少苔、脉细数等症状表现的患者，均可服用左归丸。

除了糖尿病患者外，还常用于老年性痴呆、更年期综合征、老年骨质疏松症、闭经、月经量少等属于肾阴不足，精髓亏虚者。

▶▶▶ 服药需防脾胃碍

使用左归丸前要仔细辨证，有上述各种疾病辨证的阴虚症状，也不能随意用药。左归丸以阴柔滋润药物为主要成分，久服常服，易阻滞脾胃，致有脘闷、食少等症状出现，因此在运用本方时，可以加入陈皮、砂仁等以理气而醒脾胃，预防因进补而妨碍肠胃的运化。

八 杞菊地黄丸——滋补肝肾愈目涩

▶▶▶ “地黄丸”家族成员

前面说过，六味地黄丸方始见于宋代儿科医家钱乙所著的《小儿药证直诀》一书。历代医家对六味地黄丸方的配伍倍加赞许，方中熟地滋补肝肾，佐之以牡丹皮凉血泻肝；用山茱萸补肾涩精，佐之以泽泻泄肾浊；用山药补脾而又有茯苓以利水健脾，即著名的“三补三泻”，以期补而不腻。六味地黄丸适用于肾阴虚证。主要适应证是腰膝酸软，头晕耳鸣，手足心热，潮热盗汗，口燥咽干，足跟作痛等。

需要指出的是，肾虚有多种，伴有其他症状的种类就更多了。六味地黄丸只适用于肝肾阴虚证，而不同的“地黄丸”有不同的功效，“地黄丸”家族庞大，六味地黄丸只是其中之一。

杞菊地黄丸就是一张常用的六味地黄加减方。由六味地黄丸原方六味加枸杞子、菊花而成（常用量为：熟地黄 24 克，山茱萸 12 克，山药 12 克，茯苓 9 克，泽泻 9 克，牡丹皮 9 克，枸杞子 12 克，菊花 9 克），功擅滋肾养肝。用于肝肾阴亏，眩晕耳鸣，羞明畏光，迎风流泪，视物昏花。

▶▶▶ 杞菊地黄丸——护眼的好药

菊花和枸杞子都是我们熟悉的药材，也是著名的能护眼的药材，对缓解眼睛疲劳、视物模糊有很好的疗效。菊花清肝明目、清热祛火，枸杞子益肾养阴，适用于肝火旺盛引起的易怒、焦躁等症，能缓解电脑辐射，是上班族、电脑族、手机族的必备。

糖尿病患者长期血糖控制不好，在肾阴虚的基础上，

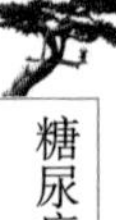

连累到肝阴也虚。肝开窍于目，肾精上注于目。很多糖尿病患者都出现视物模糊，看不清东西，眼睛干涩，看东西时间不能长，时间长了眼睛发胀、很累，殊不知长期血糖控制不好，代谢紊乱，眼底微血管病变损害了视网膜。这样的情况下，要加补肝阴、清肝热的药，所以加入了枸杞子和菊花。

▶▶▶ 选择合适的“地黄丸家族成员”

患者应听从医生的建议，严格掌握适应证，有的患者不愿喝汤药，愿吃中成药，比较省事，对六味地黄丸又特别钟爱，建议根据兼证的具体情况，在辨证的前提下，稍微加减，变成六味地黄丸的加减方，效果会明显提高。

常用的六味地黄加减方有以下5种。❶ **桂附地黄丸**：即肾气丸，温补肾阳，用于肾阳不足，腰膝酸冷，小便不利或反多，痰饮喘咳等；❷ **知柏地黄丸**：滋阴降火，用于阴虚火旺，潮热盗汗，口干咽痛，耳鸣遗精，小便短赤等见症者；❸ **麦味地黄丸**：滋补肺肾，用于肺肾阴虚，潮热盗汗，咳嗽吐血，咽干，眩晕耳鸣，腰膝酸软；❹ **归芍地黄丸**：滋肝肾，补阴血，清虚热，用于肝肾两亏，阴虚血少，头晕目眩，两目干涩，耳鸣咽干，午后潮热，腰腿酸痛，脚跟疼痛等症；❺ **参芪地黄丸**：用于肺肾气阴两虚，咳嗽气喘，咽干口燥，潮热咳血等。

九　瓜蒌瞿麦丸——上燥下寒温润合

▶▶▶ 瓜蒌瞿麦丸的来源和组成

瓜蒌瞿麦丸是张仲景《金匮要略》中的方剂，主治消渴而又有小便不利的上燥下寒证。

方药组成：瓜蒌根60克，茯苓、薯蓣各90克、附子9～15克（先煎）、瞿麦30克。

上五味，末之，炼蜜丸梧子大，饮服3丸；日3服，不知增至七八丸，以小便利、腹中温为知。

功效：温阳益肾，除热生津，方中瓜蒌、山药生津润燥，以治其渴；茯苓、瞿麦渗泄行水，以利小便；炮附子温阳化气，使津液上蒸，水气下行。

本方主治“命门火衰，阳虚不化，不能化为气，气化为液，津液不布，阳虚于下，燥热于上是也”。该方寒温并用，通补合施，组方精妙，著名医家冉雪峰曾盛赞此方：“此方清上温下，半通半补，一方两扼其要。”现代医学中，凡下焦阳弱气冷，症见小便不利之消渴，还有前列腺增生肥大，及老年尿道综合征等所致小便不利者，都可运用本方。

▶▶▶ 糖尿病肾病与瓜蒌瞿麦丸

糖尿病肾病又称糖尿病性肾小球硬化症，是糖尿病特有的严重的微血管并发症，也是糖尿病患者死亡的主要原因。糖尿病患者一旦发生肾脏损害，出现持续性蛋白尿，则肾功能持续性减退直至终末期肾功能衰竭。

糖尿病肾病是糖尿病晚期合并症，中医无糖尿病肾病病名，但对糖尿病肾病的描述早有记载，即它是由消渴病日久而成，常常表现水肿、小便不利、乏力、腰痛、甚或虚劳等。消渴病的基本病理特点是阴虚燥热，但很多糖尿病肾病患者表现为水肿明显，而又口渴多饮等阴阳失调、上燥下寒的表现，因此，糖尿病肾病常常是下焦阳虚，上焦有热并存，正是瓜蒌瞿麦丸的主治症候。

笔者曾用瓜蒌瞿麦丸治疗糖尿病肾病，观察到水肿减退，尿量增加，口渴症状解除，血糖逐渐稳定。举例如下：患者，男性，75岁，糖尿病史20余年，入院时全身高度水肿，大量蛋白尿，尿少，同时口干欲饮，须每日饮水量两暖壶（大约2500ml），明显乏力，食欲差，舌质淡、苔黄厚，少津液，脉沉滑。用瓜蒌瞿麦丸加味，处方如下：天花粉20g、茯苓15g、山药12g、炮附子9g（先煎）、瞿麦12g、黄芪15g、当归12g、葛根12g、生牡蛎30g（先煎）、鬼箭羽9g。配合西药对症治疗，住院10余天，肿消，口渴止，血糖稳定，尿蛋白减少，又住院20

多日，病情明显好转出院。

十 竹叶石膏汤——清热生津烦渴和

▶▶▶ 白虎汤化裁而来

竹叶石膏汤出自东汉医家张仲景所著《伤寒论》。

组成：竹叶 12 克，生石膏 15 ~ 30 克，半夏 10 克，麦冬 15 ~ 30 克，人参 10 克，粳米 15 克，甘草 3 克。

本方由白虎汤化裁而来。白虎汤证为热盛而正不虚，而竹叶石膏汤的适应证为热势已衰，余热未尽而气津两伤。热症减退但是胃气不和，因此不用苦寒质润的知母，加人参、麦冬益气生津，竹叶除烦，半夏和胃。糖尿病的干渴多饮属胃热阴伤者，可用本方。但本方清凉质润，如内有痰湿，或阳虚发热忌用。

▶▶▶ 竹叶石膏汤——验案举隅

卢某，女，54 岁，糖尿病近 3 年，血糖控制不佳，头晕、心悸，进食后恶心欲吐，大渴引烦，每日饮水均 500 毫升以上，常服降血糖药物，病情时轻时重。症见形体消瘦，面色青黑，善饥多食，大渴引烦，心悸心烦，口

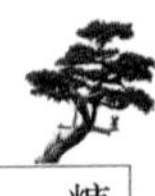

苦失眠，低热绵绵，小便多白带，舌质红，苔黄燥，脉细数。

纵观脉证，辨证分析，该患者证属胃热亢盛、伤津耗气之中消。治宜用清热养胃、益气生津之法。方以竹叶石膏汤加减进行治疗，处方：竹叶 12g、粳米 12g、半夏 10g、石膏 30g、黄精 30g、麦冬 30g、黄芩 20g，水煎服，日 1 剂。煎服 6 剂后，低热渐退，恶心欲吐、烦渴等症较前为轻，饮水量减，守前方继服 26 剂，面色由青转为红润，烦渴已除，食量稳定。

第二讲
特色成药

一　六味地黄软胶囊——补泻同施滋阴液

主要成分：熟地黄、山茱萸（制）、牡丹皮、山药、茯苓、泽泻。

功能主治：滋阴补肾。用于肾阴亏损，头晕耳鸣，腰膝酸软，骨蒸潮热，盗汗遗精。

中医学认为，糖尿病多涉及肾、肝、脾三脏功能的变化，而六味地黄软胶囊正是对肾、肝、脾三脏具有很好调补作用的方药。

一般而言，六味地黄软胶囊补肾阴的作用，实际上是包括了对肾、肝、脾三脏的调补。作为流传了上千年的方子，它以能够“补阴”而著称于世。现代研究显示，六味地黄丸有降低血糖、提高免疫力、抗衰老等诸多作用。

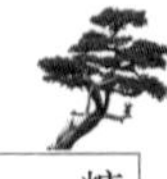

二 知柏地黄丸——滋阴清热虚火撤

主要成分：知母、熟地黄、黄柏、山茱萸（制）、山药、牡丹皮、茯苓、泽泻。

功能主治：滋阴清热。用于阴虚火旺，潮热盗汗，口干咽痛，耳鸣遗精，小便短赤。

知柏地黄丸是一种常用中成药，来源于清代的《医宗金鉴》一书。该方的作用，总的说来是在六味地黄丸滋阴补肾的基础上，更擅长于滋阴清热，有清降下焦相火的功用。较之六味地黄丸，增强了滋肾阴、清相火的作用。所以，其具体适应证和六味地黄丸既有相同，又有不同。

知柏地黄丸适用于糖尿病前期，中医辨证属阴虚火旺者。特别是素体肾阴不足、相火妄动，表现为体型瘦长、心烦失眠、腰膝酸软、五心烦热、梦中遗精、月经不调、舌红苔黄、脉细数的病友。知柏地黄丸也适用于糖尿病临床期，中医辨证有阴虚火旺病机者。特别适合于少阴阴虚体质，临床表现为咽干口渴、多饮、头晕眼花、耳鸣、五心烦热盗汗、尿多、便干、腰膝酸软、失眠健忘、遗精、月经不调、舌红苔黄、脉细数等症状的糖尿病病友。

三 糖脉康颗粒——双补气阴兼活血

主要成分：黄芪、地黄、赤芍、丹参、葛根、桑叶、淫羊藿等。

功能主治：养阴清热，活血化瘀，益气固肾。用于糖尿病气阴两虚兼血瘀所致的倦怠乏力、气短懒言、自汗、盗汗、五心烦热、口渴喜饮、胸中闷痛、肢体麻木或刺痛、便秘、舌质红少津、舌体胖大、苔薄或花剥、或舌黯有瘀斑、脉弦细、细数或沉涩等，及糖尿病并发症见上述证候者。

糖脉康颗粒治疗糖尿病效果良好，而且是可以长期服用的安全治疗糖尿病的纯中药制剂，有降脂、降糖作用，是治疗 2 型糖尿病的经典中成药，属于中华医学会重点推广工程药物，它的功效是健旺中气，峻补真阴，胃肾同治，气阴同补，祛血分郁热，又防滋药呆滞，气血同治。

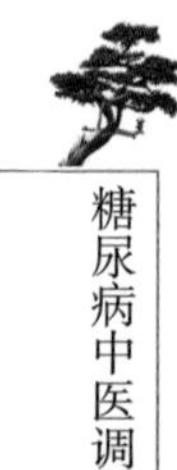

糖脉康颗粒是处方药，服用前要详细看说明书，服药需在专业医生的指导下进行，以确保服药安全。

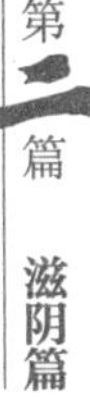

第三讲 单方验方

一 麦冬——润肺清心除烦渴

麦冬又叫麦门冬，为百合科植物沿阶草的块根。它性微寒，味甘微苦。入肺、胃、心经。很多人喜欢用麦冬来泡茶喝，那么麦冬茶有什么作用呢？如《神农本草经》说麦冬“久服轻身，不老，不饥”；《本草拾遗》认为麦冬“久服轻身，明目”。麦冬能养阴润燥、生津止渴，又能清心除烦、延年益寿，可用于糖尿病、咽干喉痛、痰中带血、便秘、胃痛、心烦、失眠等症的治疗。

现代中药药理学证实，麦冬具有降血糖作用（可促进受损的胰岛细胞恢复，增加肝糖原的合成）；能增加冠脉流量，对心肌缺血有明显的保护作用，降低心肌氧耗，抗心律失常，防治心血管疾病；还有提高机体抗饥饿能力、增强机体免疫力、清除体内自由基而抗衰老的作用。

麦冬单味药可养阴生津，润肺清心，用于糖尿病伴有肺燥干咳，虚劳咳嗽，津伤口渴，心烦失眠，内热消渴，肠燥便秘，咽白喉。

用法用量▸内服，煎汤，10～20g；清养肺胃之阴多去心用，滋阴清心多连心用。

注意事项▸凡脾胃虚寒泄泻，胃有痰饮湿浊及外感风寒咳嗽者均忌服。

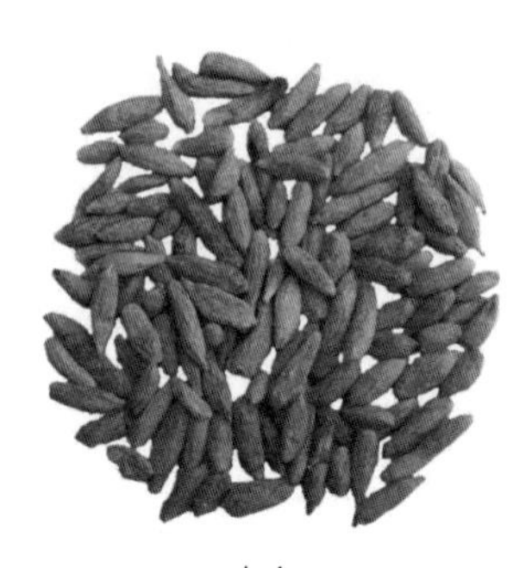

麦冬

二 玄参——滋阴降火凉血热

玄参又叫元参、乌元参，气特异似焦糖，味甘，微苦。以水浸泡，水呈墨黑色。本品性寒，能清营血分之热，清热凉血。用于治疗温热病热入营血。

玄参质润多液，能养阴生津，能清热邪而滋阴液，用于糖尿病热病伤津所致的口燥咽干、大便燥结、消渴等病症。本品苦寒清降，咸寒而润，主入肾经以滋阴降火，又入血分以凉血解毒。凡阴虚火旺、血分热毒之症，本品颇

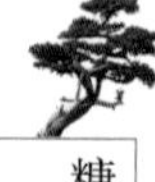

为适宜。现代中药药理学证实，玄参水浸液、醇提液和煎剂均有降血糖作用。玄参醇提液静脉注射可使大鼠的血糖随即下降。

用法用量 ▸ 玄参 10g，可与绿茶 3g，泡水代茶饮。
注意事项 ▸ 脾虚便溏者慎用。

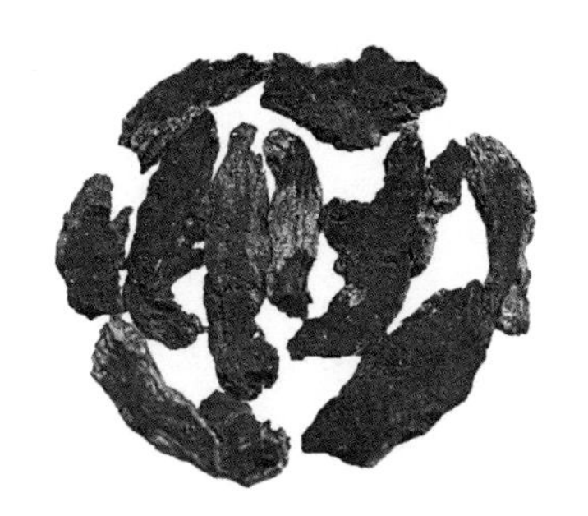

玄参

三 石斛——益胃生津清燥热

石斛性微寒、甘，归胃、肾经，可益胃生津，滋阴清热，用于糖尿病阴伤津亏，口干烦渴，食少干呕，病后虚热，目暗不明者。石斛以铁皮石斛为佳，研究发现，铁皮石斛含有多糖、氨基酸及多种无机元素，具有降血糖、降血脂、抗衰老、抗肿瘤等作用。因其无毒，可久服，从而奠定了石斛在养生中的重要作用。

石斛的现代药理研究表明，石斛含石斛碱及黏液质、淀粉等。其一方面可消除风、寒、湿邪等造成的多种虚弱症状，补益五脏，强健形体，从而使人体免疫力增强，延年益寿；另一方面可调理脾胃功能，促进消化，改善“多食”，使饮食正常。另外，铁皮石斛具有滋阴生津的作用，可补充机体的津液，消除机体过于“燥热”引起的口渴，改善“多饮”症状。由此可见，铁皮石斛不仅可以降低血糖，长期服用，还可养阴益胃，生津止渴，消除“三多一少”消渴症状。

用法用量▸ 石斛 10～20g，水煎 30 分钟，然后捞起、拉成直线，轻轻用干净的刀背，敲裂其外壳，剪成小段，再放入原汤用小火熬 4～5 小时，直至药汁黏腻后服用。

注意事项▸ 阳气虚者慎用。

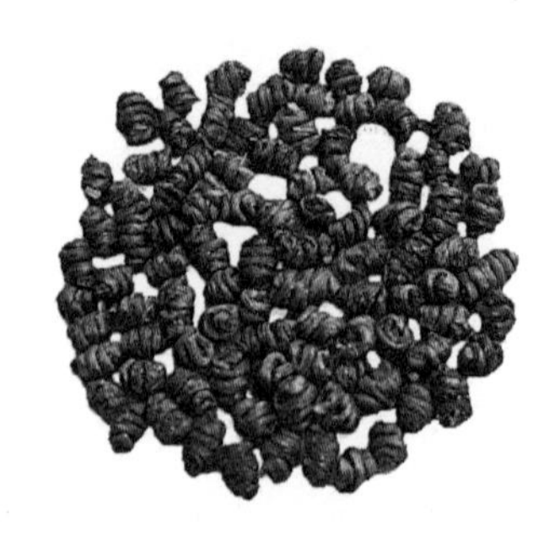

枫斗石斛

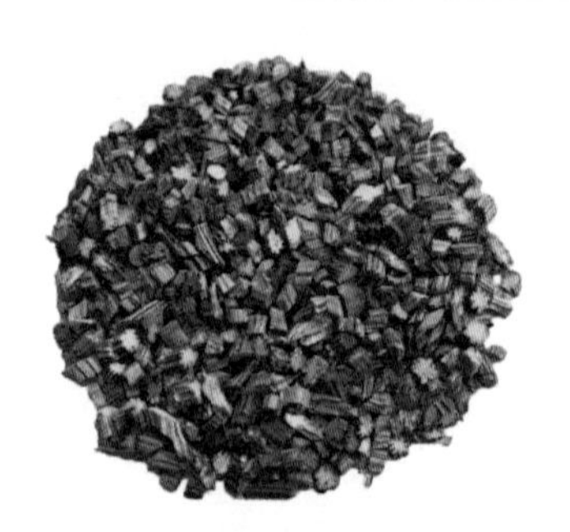

黄草石斛

四 天花粉——降糖抗癌止消渴

天花粉又叫瓜蒌根、栝蒌根，这种药材其实并不是花粉，而是葫芦科植物栝蒌的干燥块根。这种块根在磨成粉后质地细腻肥满、颜色洁白，因此被称作天花粉。人们在药店买到的天花粉，往往已经被切成薄片。

中医学认为，天花粉性寒、味甘苦，可入肺经、胃经，具有清热生津、消肿排脓的功效，是治疗糖尿病的要药。

《本草纲目》中说，“栝蒌，其根作粉，洁白如雪，故谓之天花粉……味甘微苦酸，酸能生津，故能止渴润枯……为消渴要药，煎汤、作粉、熬膏皆良”。

《神农本草经》中说，天花粉“主消渴，身热，烦满，大热，补虚安神，续绝伤”。

《医学衷中参西录》中说，天花粉“能生津止渴，故能润肺，化肺中燥痰，治肺结核。又善通行经络，解一切疮家热毒”。

临床实践证实，天花粉具有较好的降血糖、增强免疫力、抗癌等作用。糖尿病患者若能服用一些以天花粉为主要原料制成的药膳方，往往可取得很好的降糖效果，并可有效地改善口渴、烦躁、尿频、身体消瘦等症状。

用法用量▸ 将天花粉去掉外皮，切成薄片，用清水浸泡2天后，将天花粉片取出晒干，捣成碎末，磨成细粉备用。每次取6g此药粉，用开水送服或加入到米粥中服食，可每日服1次或2次。

注意事项▸ 脾虚便溏者不宜。

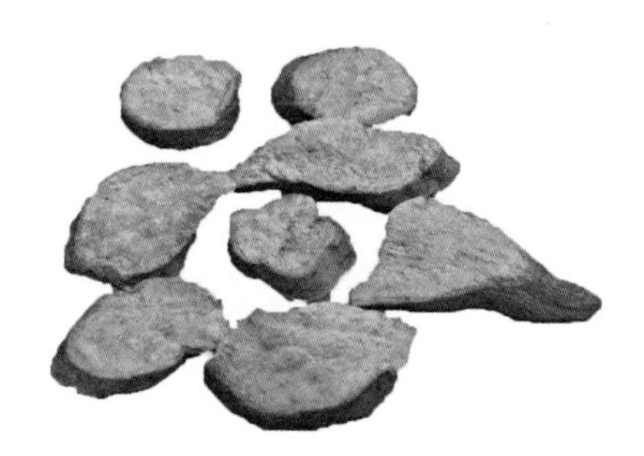

天花粉

五 百合——养心安神润肺咳

百合，药食同源，是很多人都很熟悉的食材。它味道清香，可以用来煲汤、煮粥、做菜等。那百合有些什么样的养生功效呢？中医学认为，鲜百合具有养心安神、润肺止咳的功效，对病后虚弱的人非常有益，对糖尿病患者更是如此。

百合的好处有很多，糖尿病患者如有其他方面的不适

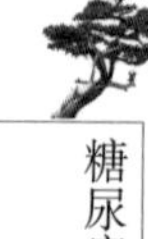

也可以求助百合。百合可以润肺止咳，百合鲜品含黏液质，具有润燥清热作用，中医用之治疗肺燥或肺热咳嗽等症常能奏效；可以宁心安神，清心除烦，用于糖尿病患者神思恍惚、失眠多梦、心情抑郁等病症；还可以保护胃黏膜，治疗胃病。

用法用量▸鲜百合 10～15g，洗净，蒸熟食用。

注意事项▸脾虚便溏者不宜。

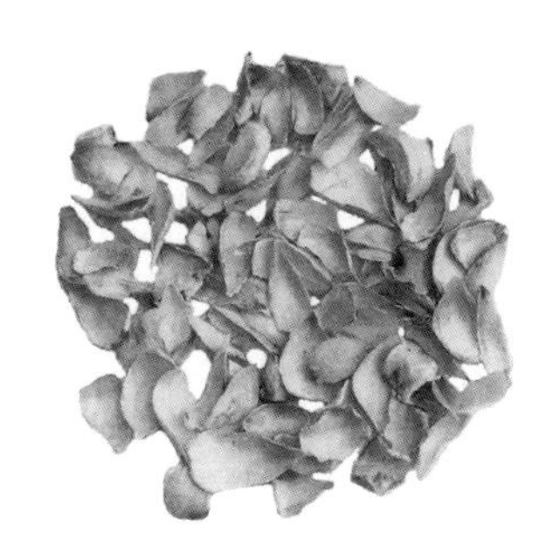

百合

六 玉竹——养阴润燥又止渴

玉竹，又称为葳蕤、地节等，是常用的药食两用药材，茎干强直有节，叶似竹而光莹，故名玉竹。玉竹味甘，性微寒，补而不腻，不寒不燥，具有养阴润燥、生津止渴的功效。《本草经疏》认为玉竹有“补益五脏，滋养气血”的功效，《神农本草经》记载，玉竹“久服，去面黑，颜色润泽，轻身不老”。

玉竹常常被中医用于治疗阴虚肺燥有热所致干咳少痰、声音嘶哑以及阴虚体质人群风热感冒、高热后口渴、糖尿病口渴等症状。而现代药理研究表明，玉竹具有降血糖、降血脂、强心、抗氧化、抗衰老等作用。

此外，玉竹还是常用的滋补食疗配方中的药材之一。若是糖尿病伴有口干舌燥、口渴等不适的人群，可以将玉竹与粉葛根、麦冬、淮山药等一同煮食，可以有较好的养阴生津止渴的作用。

用法用量▸5～10g，煎汤，外用：适量，鲜品捣敷或熬膏涂。

注意事项▸脾虚便溏者慎服，痰湿内蕴者禁服。

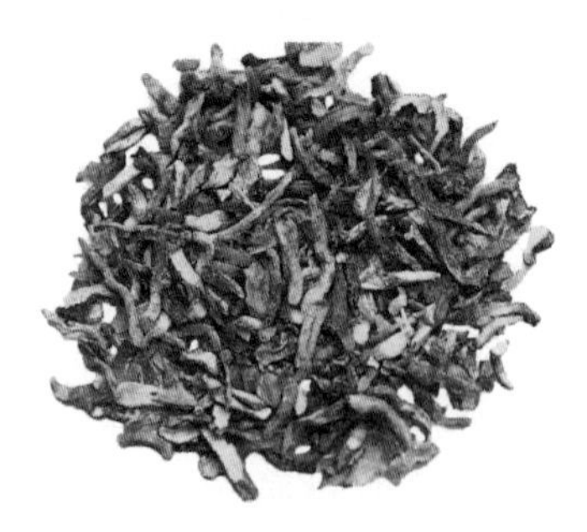

玉竹

七 黄精——健脾降糖润燥咳

黄精为百合科植物黄精、多花黄精的根茎，又名鸡头黄精、黄鸡菜、笔管菜，味甘、性平，是补药的一种。常被用作治疗脾胃虚弱引起的食欲不振、面色萎黄、精神疲倦、少气无力等。

国家卫生计生委把黄精归于药食同源品种，对其保健功能做出了如下总结：改善记忆，提高缺氧耐受力，辅助降血糖，对化学性肝损伤有辅助保护作用。黄精可以降血糖，实验显示黄精浸膏对肾上腺素引起的血糖过高有显著抑制作用。

中医古书有很多关于黄精药效的记载，最主要就是补肺、健脾和补肾。要补肾的话就加枸杞子炖着吃；如果要健脾养胃的话，就和山药一起炖鸡，放点陈皮，有助于预防腹胀。

辟谷是道家的一种养生方法，据说很多明星为了保健也会去做，很多人以为辟谷是一点东西都不吃，其实，辟谷是不吃用火烹制的食物，只喝水和吃一些天然的食物，如黄精。

古人的神仙服黄精法，就是在辟谷静养修炼的同时，不时地吃一点黄精来维持体能。通过服食黄精辟谷，把体内的积粪、废渣、垃圾、余毒等逐步清除出去，祛除多余的脂肪、胆固醇，使身体轻健。黄精在补药里属于相对不会倒胃口的，补的力量不会一下子很猛，吃了也不会影响一日三餐进食，所以黄精的普适性很强，很多人都可以吃，属于老百姓应用广泛的药食两用药材，而且价格平易近人。

用法用量▸ 黄精15g，水煎30分钟，取汁，一日内分2次温服，主治脾胃虚弱、精血不足引起的食欲不振、大便溏薄、咳嗽少痰、头晕目眩等症。

注意事项▸ 少数人服用黄精后轻度腹胀，饭后服则可避免。

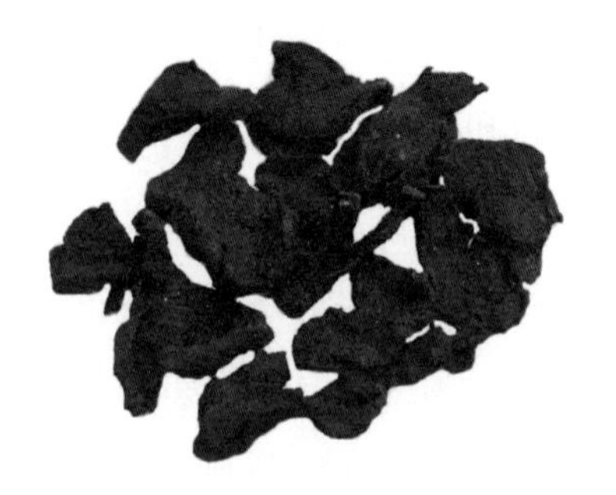

黄精

八　枸杞子——补肾养肝亦除渴

我国宋代医家王怀隐、郑奇、陈昭遇等人编写的《太平圣惠方》医书中，有一则关于枸杞子的故事。

传说有一位使者准备到西河这个地方出差，在路上碰到了一个女孩，看起来才十五岁的样子，却在打一个年龄大约在八九十岁的老年人，使者感到十分奇怪，并且有一丝愤怒，怎么这个小孩不尊老呢？

于是问那个女孩："这老人家是你什么人啊？你怎么能打他呢？"

那个女孩说："他是我的曾孙。"

使者惊讶之余，却不明所以，心中十分好奇，便接着问："那为什么打他呢？"

"因为他不肯吃枸杞，以致年纪大了，走路也走不动、走不快，所以要对他进行惩罚。"

使者听到这儿，就更加好奇了，于是问道："那您今年多大年纪？怎么看起来这么年轻呢？"

那个小孩模样的女子回答："我今年才 372 岁。"

使者闻言不禁大吃一惊，赶紧说道："不知您这么高寿，失礼失礼，您平时一定经常服用有利于长寿的药，除了刚才说的枸杞以外，还有哪些，您能告诉我吗？"

女子就说了："药其实只有一种，然而有五种名称。春天我们称它天精，夏天称为枸杞，秋天叫它地骨，冬天又叫仙仗，还有一个名称叫王母仗。一年四季均采摘服用，可与天地齐寿也。"

这个故事，具有明显的传奇色彩。故事中300余岁的女子可能是虚构的，无法考证，但枸杞子健身延年、抗衰老的作用，从这个故事中可见一斑。

枸杞子是大家熟悉的滋补中药。中医学认为，枸杞子具有补肾益精、养肝明目、润肺止咳的功效。现代研究表明，枸杞含有大量胡萝卜素、维生素、人体必需的蛋白质、粗脂肪和磷、铁等营养物质；其中，维生素C的含量比橙子高，β胡萝卜素含量比胡萝卜高。此外，枸杞还能增强免疫力，具有保肝、抗疲劳、抗衰老等作用，适合抵抗力低、身体虚弱者服用，常服可延缓衰老、强身健体、美肤养颜。

糖尿病患者能吃枸杞子吗？研究发现，枸杞提取物对大鼠有显著而持久的降糖作用，使糖耐量增强。而在中医学中，我们可以看到，枸杞子对于消渴症的治疗，也是相当有帮助。

枸杞子具有滋补肝肾的作用，每日泡水代茶饮，对于糖尿病患者四肢无力效果好。

枸杞子对于糖尿病引起的口渴也有辅助治疗作用，元代名医王好古撰写的《汤液本草》记载其治疗“渴而引饮，肾病消中”，“肾病消中”就是现在的糖尿病。

民间验方中用枸杞子10g蒸熟后嚼着吃，每天2次或3次，改善糖尿病口渴。

另外，枸杞子也是治疗糖尿病夜尿频、夜尿清长等症的常用药。

用法用量▸枸杞子 5～10g，泡水代茶饮。

注意事项▸发热、炎症患者不宜。

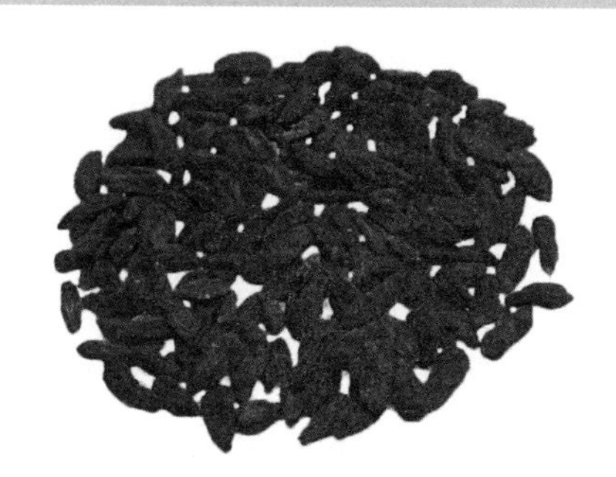

枸杞子

第四讲 食养调护

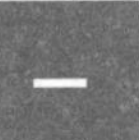

一 润肺消渴茶——润肺降糖又除渴

将麦冬和天冬分别洗净切片，晒干或阴干。各取10g，分成2份，混合后包好。每天上、下午各取1包，将其放入茶杯中，倒入刚烧沸的水，盖好杯盖闷20分钟即可饮用。一般可冲泡3～5次。饮茶时建议将口鼻对着杯口深呼吸，以增强其作用。

具有养阴润肺和降血糖的功效，适用于燥热伤肺、阴虚肺燥型糖尿病患者。

二 精麦玉须茶——养阴解毒兼泄热

将玉米须30g洗净切碎后装入纱布袋中，扎口备用。黄精10g、麦冬15g，分别洗净后切成片，与玉米须同入砂锅中，加入足量清水，用中火煎煮20分钟，取出药袋即可代茶饮用，当日饮完。饮用时，黄精、麦冬可同时嚼食咽下。

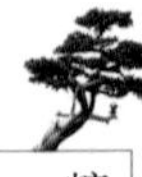

具有养阴生津、解毒泄热和降糖降压的功效。适用于各类糖尿病患者，对中老年糖尿病患者伴发高血压者尤为适宜，对糖尿病兼有暑热或邪热伤及肺胃、津液耗伤等症者，也有较好的治疗效果。

三 山药葛根茶——养阴降糖兼止渴

将山药 15g、葛根 15g、天花粉 10g、麦冬 10g 分别洗净，晒干或烘干，研成粗末，一分为二，装入绵纸袋中，封口备用。冲茶饮，每日 2 次，每次 1 袋，放入茶杯中，用沸水冲泡，加盖闷 15 分钟后即可饮用。一般每袋可冲泡 3 ~ 5 次，当日饮完。

具有养阴除烦、生津止渴和降血糖的功效，适用于燥热伤肺、胃燥津伤和肾阴亏虚型糖尿病患者。

四 玉竹乌梅茶——滋阴益胃生津液

取玉竹、北沙参、石斛、麦冬、乌梅各等量。将上药共研粗末。每服取 100g，置保温瓶中，以沸水冲泡，加盖闷 15 分钟，代茶频饮。清液饮完，可再用沸水冲入，继饮，至药汁尽为止。

具有滋阴润肺、养胃生津的功效。主治糖尿病症见咽干口渴，或虚劳干咳潮热，或病后五心烦热，目暗，纳少，舌红而干，辨证属胃阴不足者。

五 玉地麦参茶——益胃生津除烦渴

玉竹 5g，生地黄、麦冬、北沙参各 15g。将前四味药共制粗末，加冰糖适量，用沸水冲泡闷 10 分钟，即可。每日 1 剂，可冲泡 3 次，不拘时，代茶饮。

具有益胃生津的功效，适用于糖尿病表现为烦渴多饮，或合并感染损伤阴液，症见口渴饮冷，舌红苔乏津者。

六 太子参玉竹乌梅饮——生津养阴润燥渴

太子参 15g、玉竹 10g、沙参 15g、乌梅 5 枚、冰糖适量。太子参、玉竹、沙参、乌梅洗净，一同放入砂锅，加适量清水，大火煮沸，小火煎煮 20 ~ 30 分钟，调入冰糖，当茶饮用。

具有益气生津、养阴润燥的功效。适用于糖尿病患者夏天汗出较多后引起的乏力、口干、口渴、大便干燥等不适，也适合高热之后口干、口渴、乏力的糖尿病患者饮用。

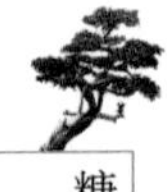

七 五味沙参茶——滋阴清热燥渴克

五味子 9g、沙参 9g、麦冬 5g、生地黄 15g、生石膏 15g、天花粉 15g、黄芩 6g、知母 6g、玄参 6g、葛根 5g、天冬6g、石斛5g、普洱茶15g、木糖醇3g、清水800g。将上述药物洗净，放入锅内，加入清水，将炖锅置中火上烧沸，用文火煮25分钟即可。

具有滋阴润肺、清热生津的功效。适用于糖尿病口咽干燥，或咽痛干咳者。

八 玉竹沙参川贝饮——清肺养阴止燥咳

玉竹15g、北沙参15g、川贝母5g、冰糖适量，上3味一同放入砂锅，加适量清水，大火煮沸，加入冰糖，再文火煮10分钟即可。

具有清肺润燥、养阴止咳的功效。适用于糖尿病患者合并慢性支气管炎、久咳、干咳、痰少、咽干、乏力等不适者。

九 甘草藕汁饮——润燥生津又凉血

甘草6g、藕350g、木糖醇3g、清水400g。将藕洗净，切成细丝，用白纱布绞取汁液。甘草洗净，将甘草放入锅内，加入清水，煎煮25分钟，滤去甘草，留药液。将藕汁与甘草液混合均匀，加入木糖醇即成。

具有清肺润燥、生津凉血的功效。适用于肺热津亏、血热妄行的糖尿病患者，可表现为久咳、干咳、咳血、鼻衄或咳黄痰等。

十　石斛生地茶——清胃养阴燥矢泄

石斛9g、生地黄9g、熟地黄9g、天冬9g、麦冬9g、沙参9g、女贞子9g、茵陈9g、生枇杷叶9g、炒黄芩4g、炒枳实4g、木糖醇3g、清水800g。将上述药物洗净，放入锅内，加入清水。将炖锅置中火上烧沸，用文火煮25分钟，加入木糖醇即可。

具有清胃养阴、止渴通便的功效。适用于胃火旺盛，耗伤阴液，口渴，大便干结的糖尿病患者。

十一　葛根饮——滋阴养胃除口渴

葛根9g、麦冬9g、牛奶50g。把葛根、麦冬洗净，用100毫升水煎煮25分钟，滗出汁液。再加入50毫升水煎煮25分钟，除去葛根和麦冬。把药液与牛奶搅匀，上中火烧沸即成。

具有滋阴补肾、生津止渴的功效。对糖尿病患者胃火大、口渴明显者尤宜。

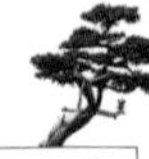

十二　天花粉生地粥——养阴清热润燥渴

天花粉30g或鲜品60g、生地黄50g、大米100g。将天花粉、生地黄煎汁去渣，与大米同煮成粥服食，每日2次。

具有养阴清热、润燥止渴的功效。对于口渴多饮、口干舌燥、多食易饥，小便多，大便干结，舌质红、少苔，脉细数的糖尿病患者比较适合。

十三 山药萸肉粥——滋阴补肾固津液

山药 60g、生地黄 30g、山茱萸 15g、大米 100g。将山药、生地黄、山茱萸煎汤取汁，与大米同煮成粥服食，每日 1 次。

具有滋阴补肾的功效。适用于腰膝酸软、头晕耳鸣、失眠健忘，小便频数而浑浊，舌质红、少苔，脉细数的糖尿病患者。

十四 山药枸杞粥——补肾滋阴强体质

山药 50g、枸杞子 20g、大米 100g，同煮成粥，调味服食。

具有滋阴补肾的功效。适用于腰膝酸软、口干心烦、失眠健忘，夜尿频多，舌质红、少苔，脉细数的糖尿病患者。

十五 沙参玉竹杏仁瘦肉汤——养阴清肺润燥咳

玉竹 15g、沙参 15g、南北杏仁各 10g、生姜 3 片、猪瘦肉 350g。猪瘦肉洗净，切块，放入砂锅，玉竹、沙参、南北杏仁、生姜洗净，一同放入砂锅，加适量清水，大火煮沸，小火熬煮 1～1.5 小时。

具有养阴清肺、润燥化痰的功效。适用于糖尿病患者秋季保健，或者糖尿病患者伴见燥咳、干咳无痰者。

十六 山药玉竹煲鸽肉——益气养阴血糖燮

白鸽 1 只、山药 50g、玉竹 30g、黄精 30g。将白鸽去毛及内脏，与山药、玉竹、黄精同煮，肉熟后调味服食。

具有益气养阴的功效。适用于口干口渴、多饮多尿、消瘦乏力、气短懒言，舌质淡嫩、少苔，脉细弱的糖尿病患者。

十七 芡实煲老鸭——健脾补肾滋阴液

芡实 100g、老鸭 1 只。将鸭去毛及内脏洗净。将芡实洗净，放入鸭腹内，置锅中，加清水、姜、葱、黄酒适量，武火煮沸后改用文火再煮 2 小时，至鸭烂熟，调味服食。

具有健脾、滋阴、补肾的功效，适用于疲乏懒言、便溏、失眠健忘，腹胀，舌质淡红、舌有齿痕，脉细的糖尿病患者。

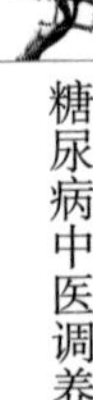

十八 枸杞炖兔肉——滋阴降糖治消渴

枸杞子 15g、兔肉 250g，加适量水，文火炖熟后加盐调味，饮汤食兔肉。

枸杞子滋补肝肾，有降血糖作用；兔肉有补中益气、止渴健脾、滋阴强壮之功用，《本草纲目》及《增补本草备要》均认为其能“治消渴”。该方适用于糖尿病之偏于肝肾不足者。

十九 鳖鱼滋肾汤——滋补肝肾兼养血

鳖鱼 1 只（500g 左右）、枸杞子 30g、熟地黄 15g。将鳖鱼切块，加枸杞子、地黄、料酒和清水适量，先用武火烧开后改用文火煨炖至肉熟透即可。

具有滋补肝肾、滋阴养血的功效。适用于糖尿病之偏于肝肾不足、精血亏虚者。

二十 黄精炖猪肉——补肾滋阴中土和

黄精 60g、猪瘦肉 500g、精盐、料酒、葱、姜、胡椒粉适量。将猪肉洗净，放入沸水锅中焯去血水，捞出切成块。黄精洗净切片，葱、姜拍破。将肉、黄精、葱、姜、料酒、盐同放入锅中，注入适量清水用武火烧沸，然后改文火炖至肉熟烂，拣去葱、姜、黄精，用盐、胡椒粉调味即成。

黄精配用猪肉以补肾养血、滋阴润燥，常可治疗糖尿病肾虚精亏、肺胃阴虚、脾胃虚弱。

二十一 黄精熟地脊骨汤——补肾填精除劳怯

猪脊骨500g、黄精50g、熟地黄50g，将猪脊骨洗净、斩件。黄精、熟地黄分别用清水洗净，与猪脊骨一起放入砂煲内，加清水适量，武火煮沸后，改用文火煲2～3小时，调味供用。

此汤具有补肾填精的功效，用于糖尿病患者伴见眩晕耳鸣、腰膝酸软、健忘失眠、倦怠神疲等病症。

二十二 花粉牛脂膏——清热生津止烦渴

天花粉50g、牛脂25g。将天花粉切成薄片，用水煎煮3次，分别去渣取汁，将所得的药液合并在一起。将此药液用小火熬煮至黏稠，加入牛脂，再次煎沸即成，可每次服用10g，每日服3次，用温开水送服。

具有清热养阴、生津止渴的功效，适合有烦躁口渴、五心烦热等症状的糖尿病患者服用。

二十三 兔肉山药羹——养阴生津复止渴

兔肉500g、山药、天花粉各60g。将兔肉切成小块。

将山药和天花粉洗净，切成薄片，与兔肉块一起入锅，加适量清水，用小火炖煮至兔肉烂熟即成。

此方具有养阴益气、生津止渴的功效，适合有饮多、尿多而黄、消瘦、烦热等症状的糖尿病患者服用。

二十四 党参田鸡汤——健脾生津胃口和

田鸡2只、党参3g，葱姜、盐适量。田鸡宰洗干净，去皮，斩块，装入小炖盅。投入党参，加入沸水约1碗，炖1小时左右。食用前除去药渣，调入盐。

党参味甘性平，可健脾补肺，益气补血，生津止渴；与味甘、性平的田鸡合炖，可治糖尿病伴有身体瘦弱、食欲不佳、血虚面黄、体倦乏力等病症。

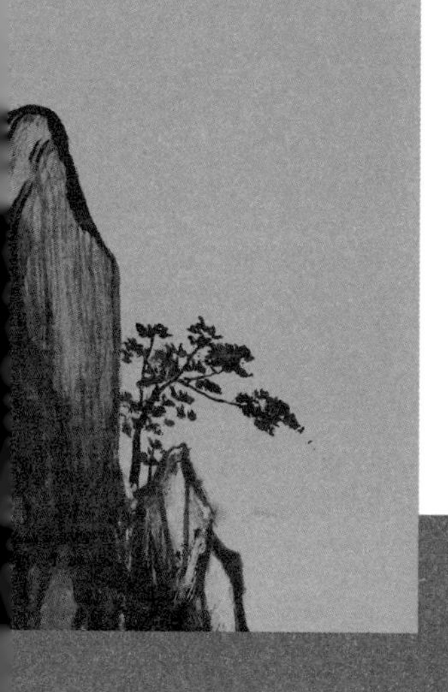

第三篇

益气篇

消渴是由体质因素加以过食甘肥醇酒、情志失调、药石所伤所致，虽然说其基本病机为内热伤阴耗气，病位与肝、脾、肾多脏有关，但其中脾胃气虚应给予充分重视。因脾主运化，胃主受纳，脾胃共同主持运化水谷，并化生精微，输布全身，所以共为气血生化之源。素体脾虚，或加以醇酒厚味，饮食失节，则可化生湿热，内生痰湿，阻滞气血，成为消渴病及其多种继发病症的发病基础。部分学者提出的糖尿病从脾论治的思路，也发端于此。

前章节提及阴虚内热是消渴病中的重要机理，早期在临床上较为常见。而病程较长的糖尿病患者往往并无阴虚内热的“三多一少”典型表现，或以糖尿病并发症首诊。糖尿病患者多饮、多食，脾胃受纳、运化的负担日益增加，其脾胃功能长期亢进，也日渐趋于衰退。尤其是肥胖的糖尿病患者，大都具有少气懒言、气短乏力、倦怠劳累等正气虚衰的症状。

糖尿病患者长期用药，并且由于治疗糖尿病药物大多为甘寒、苦寒、滋阴等，滋腻碍胃，苦寒伤脾，继而脾胃气虚，内生湿邪，故临床上常见腹满饱胀，食欲不振，恶心呕吐，腹泻或便秘，舌暗淡，苔白，脉虚无力。日久使用，脾胃受损愈发严重，渐至阴阳俱虚，肾脏气化温煦、固摄功能失常，饮一溲一，甚则阴阳离决等危重症候出现。故脾气虚损在糖尿病的发病机制中不容忽视。

已故国医大师徐景藩认为糖尿病病机与脾胃失调最为密切。脾的运化功能，不仅是脾的主要功能，而且对于整个人体的生命活动至关重要。脾胃为“后天之本”“气血生化之源”，脾主运化，一则运化水谷精微至四肢百骸，一则运化水湿。如果脾气亏虚，则脾胃的运化功能减弱，首先表现为形体肥胖却易感乏力疲劳，或虽多食，却因胃强脾弱，气血生化乏源，而渐趋消瘦，其次则表现为水湿在体内传输不畅，长久郁结于人体某一部位而日渐转化为热，或因阴虚内扰，湿邪与热邪交结，故至气阴两虚，湿热胶结之变。

所以，我们针对脾气不足，脾肾气虚，甚则正气虚衰的糖尿病患者，临床上往往需要给予益气健脾治疗，才能使脾气健运，脾胃强健，纳运健旺，斡旋得力，自然可使饮食中的糖转化为精液，诸症得以好转。

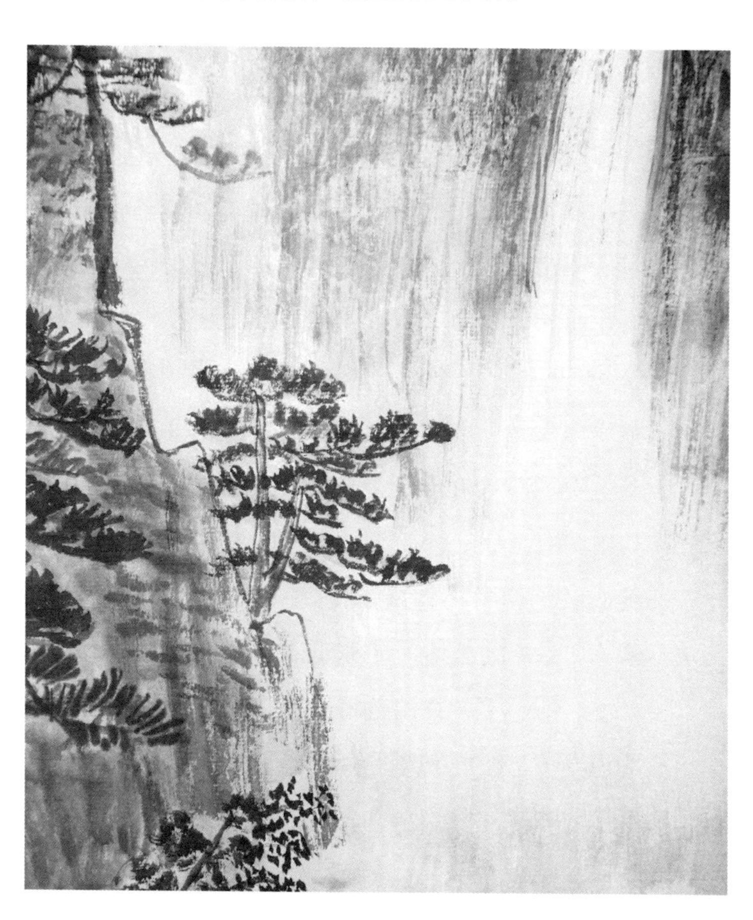

第一讲
经典方剂

一 四君子汤——益气健脾化源足

▶▶▶ 四君子汤的组成和起源

四君子汤由人参、白术、茯苓、炙甘草四味药物组成，出自《太平惠民和剂局方》，它是由《伤寒论》中的理中丸衍化而来的。如果从中医里的基础方来讲，我们先分析一下理中丸。理中丸的作用主要是温中散寒，健胃，其组成为人参、白术、干姜、炙甘草。四君子汤是去了其中的干姜，加入了茯苓，减弱了温中散寒作用而加强了健脾利湿功效。

说到四君子汤名称的由来，“君子”，在古时泛称才德出众之人。《张氏医通》中张璐云：“气虚者，补之以甘，参、术、苓、草，甘温益胃，有健运之功，具冲和之德，故为君子”。《古方选注》中王晋三曰：“汤以君子名，功专健脾和胃，以受水谷之精气，而输布于四脏，一如君子有成人之德也”。本方为治疗脾胃虚弱的基础方。

方中四味药物皆平和之品，不偏不盛，不热不燥，补而不峻，益而无害，取“君子致中和”之义，是指方中药物犹如宽厚平和之君子，故名“四君子汤”。

▶▶▶ 四君子汤的巧妙搭配

组成：人参10克、白术10克、茯苓10克、炙甘草3克。

四君子汤以人参之甘温，大补元气为君药，起到甘温益气、健脾养胃的作用；白术之苦温，健脾燥湿为臣药，能够加强益气助运之力；茯苓甘淡，健脾渗湿作为佐药，茯苓、白术相配，健脾祛湿功效更佳；炙甘草性甘平为使药，能益气和中，调和诸药。

本方诸药皆味甘入脾，益气之中有燥湿之功，补虚之中有运脾之力，颇符合脾脏欲甘，喜燥恶湿，喜通恶滞的生理特性，体现了治疗脾胃气虚的基本大法。四药相合，共奏益气健脾之功，补中有泻、补而不滞、温而不燥，是平补脾胃的基本方剂。气足脾运，饮食倍进，则余脏受荫，身强而病解。

▶▶▶ 哪些糖尿病病人适合使用

本方主要用于脾胃气虚证，患者常常有以下表现：面色萎白，语声低微，气短乏力，食少便溏，舌淡苔白，脉虚弱。脾胃气虚，湿浊内生，故见大便溏薄；脾主肌肉，脾胃气虚，四肢肌肉无所禀受，故四肢乏力；气血生化不足，不能荣于面，故见面色萎白；我们中医说脾为肺之母，脾胃一虚，肺气先绝，患者常见气短、语声低微；舌淡苔白，脉虚弱，均为气虚之象。正如《医方考》所说："夫面色萎白，则望之而知其气虚矣；言语轻微，则闻之而知其气虚矣；四肢无力，则问之而知其气虚矣；脉来虚弱，则切之而知其气虚矣。"

笔者曾遇见一名老年女性患者，66 岁，2 型糖尿病病史 12 年，自觉口干多饮，多尿，形体消瘦，气短乏力，晨起头晕，胃纳较差，面色萎黄，精神不振，舌质淡红，舌体偏大，中有裂纹，苔薄白，脉沉细。空腹血糖 9.23mmol/L，甘油三酯 1.96mmol/L，总胆固醇 6.45mmol/L，低密度脂蛋白 3.97mmol/L。

辨证为脾胃气虚，予四君子汤加黄芪、石斛，14 剂后患者乏力气短、精神不振、头晕症状较前明显改善，空腹血糖波动于 6 ~ 9mmol/L，复查血脂正常，但患者仍存在胃纳欠佳，遂予上方加以白扁豆、陈皮、山楂行气健脾助运，14 剂后患者诸症消失，随访半年均未再出现类似症状。

▶▶▶ 四君子汤服用的注意事项

四君子汤主要用于脾胃气虚，胃纳不佳的患者，所以服药期间要忌食生冷、油腻和辛辣等不易消化或刺激性食物。

二 参苓白术散——健脾渗湿在补虚

▶▶▶ 参苓白术散的组成和起源

参苓白术散处方出自宋代官方编撰的《太平圣惠合剂局方》，是在补气祖方四君子汤基础上加味而成。方剂组成包括人参、白术、茯苓、山药、莲子、白扁豆、砂仁、桔梗、甘草等中药，由于人参、茯苓、白术是其主要结构，故而方名参苓白术散。方中人参、茯苓、白术、甘草，即前文中提及的四君子汤。

▶▶▶ 参苓白术散的巧妙搭配

组成：人参 10 克、白术 10 克、茯苓 10 克、炙甘草 3 克、山药 15 克、莲子 6 克、白扁豆 10 克、薏苡仁 15 克、砂仁 3 克、桔梗 6 克。

本方是在前方四君子汤基础上加山药、莲子、白扁豆、薏苡仁、砂仁、桔梗而成。两方均有益气健脾之功，但四君子汤以补气为主，为治脾胃气虚的基础方；而参苓白术散更兼有渗湿行气作用，并有保肺之效，是治疗糖尿病脾虚湿盛证及体现“培土生金”治法的常用方剂。

方中人参、白术、茯苓益气健脾渗湿为君药。配伍山药、莲子肉助君药以健脾益气，兼能止泻；并用白扁豆、薏苡仁助白术、茯苓以健脾渗湿，均为臣药。更用砂仁醒脾和胃，行气化滞，是为佐药。桔梗古称“舟楫之剂”，可以通达上下，作用升清，宣肺利气，通调水道，又能载药上行，培土生金；甘草健脾和中，调和诸药，共为佐使。综观全方，补中气，渗湿浊，行气滞，使脾气健运，湿邪得去，则诸症自除。所以参苓白术散是以益脾气为主，兼可益脾阴；健脾为主，兼可化湿渗湿的名方。最适合于多种原因所致的脾气虚或脾气阴两虚，或脾虚湿停证，临床表现为脘腹胀满、食少纳呆、肢体倦怠、大便稀溏、疲乏少力等症。古人也常用参苓白术散治疗消渴病及其继发病症。

▶▶▶ 哪些糖尿病病人适合使用

本方主要适用于糖尿病脾胃虚弱证的病人。此类病人因脾胃虚弱，纳运乏力，故饮食不化，多表现为食少便溏，或吐或泻，胸脘闷胀，气短咳嗽，四肢乏力，形体消瘦，面色萎黄，舌苔白、质淡红，脉细缓或虚缓。脾胃虚弱的糖尿病患者中本方不仅适合于素体脾虚体质之人，即

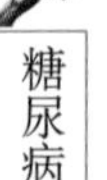

平素体质较差，体力和精力相对不足，食欲不太好，饭量不太大，体形瘦，或体形虚胖，面色萎黄，大便偏稀，有腹泻倾向，或进食生冷、油腻等容易导致腹泻之人。

其次适合于糖尿病前期和临床糖尿病阶段中医辨证存在脾气虚或脾气阴两虚，或脾虚湿停证的患者。糖尿病前期或临床期糖尿病，患者临床表现为脘腹胀满、食少纳呆、肢体倦怠、大便稀溏、疲乏少力，舌苔白腻，脉弱等症者。

另外，参苓白术散也适合于糖尿病胃肠病变、糖尿病性胃轻瘫、糖尿病性腹泻和糖尿病肾病部分患者。选方的关键，应该看患者是否存在脾虚病机。

本方对糖尿病性腹泻有较好的效果。糖尿病性腹泻，一般发生于糖尿病日久，常见于血糖控制不满意，而且多伴有神经病变者，临床治疗颇为棘手。中医认为，本证系糖尿病日久，损伤脾气而致脾胃功能障碍。正如《景岳全书·泄泻论证篇》云："泄泻之本，无不由于脾胃。若饮食失节，起居不时，以致脾胃受伤，则水反为湿，谷反为滞，精华之气，不能输化，致合污下降而泄利作焉。"脾既受损，湿已生存，相互作用，重伤脾胃，致使脾气虚弱或虚寒，脾失健运，聚而生湿，瘀久化热，甚则伤及脾肾之阳而腹泻。故病机以脾虚气弱为基本，腹泻为其标。治病必求于本，而不宜侧重止泻，故以参苓白术散加减健脾益气治其本。与糖尿病性腹泻病机相适应，因而收效显著。

对于糖尿病性长期腹泻的患者，笔者曾经遇见一位46岁的女性患者，于2013年7月29日来我院门诊初诊。主诉：多饮、多尿3年，伴腹泻半年。患者于3年前因口渴、多饮、多尿在外院检查发现血糖高，诊断为2型糖尿病，一直用降糖药及胰岛素治疗，空腹血糖10～12mmol/L。症见患者面色萎黄，困倦嗜睡，消瘦，近半年来上述症状反复，伴腹胀腹泻，舌质淡，苔薄微黄，脉滑。

中医诊断：消渴。

辨证：脾虚泄泻。治以补脾益气，化湿止泻。

方用参苓白术散加减：党参10g、黄芪10g、茯苓15g、白术10g、甘草5g、山药10g、陈皮5g、薏苡仁20g。每日1剂，水煎服。服10剂后腹泻症状缓解，原方加减继用5剂，症状基本消失。空腹血糖5～7mmol/L。

▶▶▶ 参苓白术散服用的注意事项

因为参苓白术散功用偏于补气，中医一般要求服药时间应掌握在空腹服用，可在早间和晚间服下。

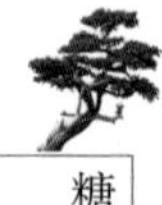

服本药时不宜同时服用藜芦、五灵脂、皂荚或其制剂。

本方稍偏温燥，阴虚火旺者慎用；高血压、感冒热症者及孕妇忌用。

泄泻兼有大便不通畅，肛门有下坠感者忌服，需要到医院进一步排查泄泻病因。

有人要问，参苓白术散方中山药、莲子皆富含淀粉，会不会对糖尿病血糖控制构成不利？我们认为患者对此不必过于担心。因为淀粉作为主食的主要成分，是最重要的热量来源，不必担心中药方中所含些许淀粉。

三 补中益气汤——中气下陷升提除

▶▶▶ 补中益气汤的组成和起源

补中益气汤出自于（宋）金元时代李杲著的《脾胃论》一书。李杲，字东垣，金元时代四大名医之一，与刘完素、张子和、朱丹溪被后人称为金元四大家。由于李东垣所处的年代战乱频频，许多老百姓家破人亡、流离失所，饥一顿饱一顿的，往往是吃了上顿没下顿，或者以草根树皮甚至观音土充饥，所以特别容易出现脾胃虚弱的病症，好多去找李东垣看病的百姓都是面黄肌瘦，纳差便溏，或经常发着低热的。经过研究，他认为治疗疾病应该注意补胃健脾，并创立了“甘温除大热”的理论，被后人称为补土派（因为脾胃在五行属土）。而补中益气汤正是反映他学术思想的代表方剂之一。

补中益气汤的组成包括：黄芪（蜜炙）15～30克、党参10～30克、甘草（蜜炙）3～6克、白术（炒）10克、当归10克、升麻3～6克、柴胡3～6克、陈皮6～10克、生姜5克、大枣10克。

治疗的主证是脾肺气虚，中气下陷，什么是中气下陷呢?

这是一个中医术语，中医认为人的胸中有中气，支持着人体的正常功能，如果你的营养不足了，导致气虚，那么这个中气就会向下走，这样的人常常会感觉到自己没有力气，说话提不上气来，不爱说话，脸色苍白，头晕，本来食物在胃肠内在中气的固持下，可以慢慢地走完消化的过程，结果现在固持不住了，很快就泻了出去，结果就泻肚子，对于这个，中医认为是脾肺气虚，因为在五行的归属里，脾属土，肺属金，土生金，因此这个病的根本在脾胃，因为脾胃的功能降低，吸收不好，结果导致肺气也不足了。

▶▶▶ 补中益气汤的巧妙搭配

补中益气汤这个方子是李东垣用了很大的心思琢磨出来的，方中黄芪味甘微温，入脾肺经，补中益气，升阳固表，故为君药。配伍人参、炙甘草、白术，补气健脾为臣药。当归养血和营，协人参、黄芪补气养血；陈皮理气和胃，使诸药补而不滞，共为佐药。少量升麻、柴胡升阳举陷，协助君药以升提下陷之中气，共为佐使。炙甘草调和诸药为使药。

黄芪、升麻、柴胡为补气升阳的基本结构。中医博士，《百家讲坛》中医专家罗大伦先生对本方分析得十分精辟到位，他说方子里面的人参不用说了，这是一味大补元气的药，然后是黄芪，这个黄芪可是味好药，生黄芪可以起到固表的作用，什么是固表呢？就是加强人体的防御系统，有的朋友总是冒虚汗，风一吹就感冒，就可以用这个生黄芪来固表，同时加上白术和防风，叫玉屏风散，药店有卖的；如果把黄芪用蜜炙了，则会起到补中益气的作用。因此，黄芪在这个方子里面是最主要的药物，用量也最大，李东垣那个时候黄芪只用到了一钱，其余的药只用到几分，现在的医家黄芪都用到几十克，上百克的也有，效果还不错。

但是各位在买药的时候要知道，生黄芪和炙黄芪是分开的，你如果只写了一个简单的黄芪，大江南北各地药行的规矩不同，有的给你生的，有的给蜜炙的。

根据我的经验，生黄芪使用的量可以大，但是蜜炙黄芪的量要严格遵守方剂的规定，因为蜜炙的很容易生热。

方子里的炙甘草也是补脾胃之气的，李东垣认为黄芪、人参、炙甘草是消除烦热的圣药，这个烦热就是由于中气不足产生的虚火。

方子里还有白术，这是燥湿，补脾经之气的，因为李东垣认为这个问题的关键在脾，他说“脾气一虚，肺气先绝”，所以方子里面也尤其照顾到了脾经。

那么既然是要补气，为什么方子里面还加上了陈皮呢？原来，这个补气的药如果一下子用猛了，那么多的气同时补入人体，人体是受不了的，最大的感受就是气闷，胸闷，有点壅塞住了，这时稍微加上一点理气的陈皮，则没有这个毛病出现了。

在补气的同时，还要照顾到血，为什么呢？因为中医认为，阴阳是互生的，气血也是互生的，气虚的同时，血也一定是虚的，而一下子补了这么多的气，一定要考虑将它们引导转化为血，所以加上了当归，这样就可以让气血的转化正常了。但是，到此为止还不够，因为虽然补气了，可是现在主要的问题是中气下陷啊，这个下陷怎么解决呢？于是，方子里面就用了升麻和柴胡，量都非常少，升麻是升阳明之气，柴胡是升少阳之气，各位，这里面可够神奇的，您别看就这两味药，我们说它们药性是向上升的，加进去以后，这整个的药力还真就是往上走了，治疗脱肛，子宫脱垂什么的，是气虚引起的，用上还真就能回去。

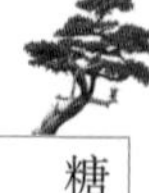

▶▶▶ 哪些糖尿病病人适合使用

本方用于糖尿病脾虚气陷证，临床应用以饮食减少，体倦肢软，少气懒言，舌淡，脉虚，为辨证要点。补中益气汤治疗糖尿病神经源性膀胱、糖尿病性胃轻瘫、糖尿病性腹泻等病证，均取得了较好的疗效。本方具有免疫调节作用、抗溃疡作用、体温调节作用、心功能及神经精神调节等多种功能，对胃肠功能的影响十分明确。

除在糖尿病相关并发症方面取得较好的疗效之外，只要是符合脾虚气陷证的糖尿病，均可使用补中益气汤。如笔者曾阅读过一例频发低血糖反应的案例：案例中患者谭某某，女性，64 岁，2007 年 12 月 6 日就诊，频发低血糖反应半个月。2 型糖尿病 14 年，使用胰岛素治疗 7 年，既往患高血压病 13 年，腔隙性脑梗死 7 年，双眼眼底血管瘤 4 年，子宫切除术后 6 年，胆囊切除术后 5 年。先期中药治疗 8 个月后停用胰岛素等所有西药 2 个月，血糖稳定。近半个月来无明显诱因发生 4 次低血糖反应。症见：出冷汗量多，汗出如洗，阵发心悸，伴饥饿感，口唇发麻，发生时间无特殊规律，每次持续 5 ~ 10 分钟。进食后可自行缓解，缓解后全身无力感。发作时自测血糖 4.3 ~ 5.0mmol/L。平时无特殊不适，纳可，大便偏干，一日一行，小便调，形体偏瘦，面色萎黄，舌质暗红，苔薄黄，舌下静脉迂曲串珠样改变，脉沉细。

此病人的西医诊断：2 型糖尿病合并低血糖反应。

中医诊断：消渴病，中气下陷证。方用补中益气汤加枳实 15g、黄连 3g，去生姜换干姜 6g，服用 14 剂后，诸症消失近 1 年未再发作。

▶▶▶ 补中益气汤服用的注意事项

临床运用补中益气汤时，一定要根植于中医，坚守辨证论治的原则，并且必须因人、因地、因时制宜，还须注意患者的体质。倘若有肝阳亢盛，头痛眩晕，面红目赤者，自当慎用本方。阴虚发热及内热炽盛者忌用。高血压患者，慎用本方，如果高血压属于肝阳上亢或者阴虚火旺的禁用本方，部分有中气不足的，请根据具体情况酌情使用。孕妇要慎用，大剂量使用此方可能导致流产。

四 金匮肾气丸——少火生气肾气复

▶▶▶ 金匮肾气丸的组成和起源

组成：地黄 24 克、山药 12 克、山茱萸（酒炙）12 克、茯苓 9 克、牡丹皮 9 克、泽泻 9 克、桂枝 3 克、附子（制）3 克。

著名医家张仲景在《金匮要略》一书中收录记载了金匮肾气丸这个方子，书中“中风历节病脉证并治第五”篇

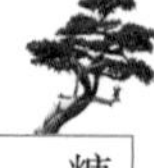

中提及的“崔氏八味丸”和“妇人杂病脉证并治第二十二”篇中提到的“肾气丸”都是同一处方，即指金匮肾气丸。

金匮肾气丸原名叫作崔氏八味丸。顾名思义，这个方子是一个姓崔的医家发明的，由熟地黄、山药、山茱萸、牡丹皮、茯苓、泽泻、附子和肉桂这八味中药组成。后人为了纪念张仲景，现在被称为金匮肾气丸。

金匮肾气丸一方，从汉代传到了宋代，在儿科名医钱乙那里得到发扬光大。他根据多年行医经历中发现很多孩子因为先天禀赋不足，或者后天营养不足，发育迟缓，所以，钱乙经过慎重地考虑，并且小心探索，最终发现，如果将成人常用的补肾方子金匮肾气丸中的肉桂和附子两味药拿掉，则既能保证小孩的补肾效果，又没有升阳动风、动火的担忧，从此，六味地黄丸名扬天下。

▶▶▶ 金匮肾气丸的巧妙搭配

金匮肾气丸一方重用干地黄滋阴补肾为主，辅以山茱萸养肝涩精，山药补脾而益精血。又用泽泻清泻肾火，并防熟地黄之滋腻；牡丹皮清泄肝火，并制山茱萸之温；茯苓淡渗脾湿，以助山药之健运，共为佐使药。此六药互相配合，补中有泻，寓泻于补，相辅相成，通补开合的名方六味地黄丸即由此而来。

本方妙在大队滋阴药中，伍以少量的附子、桂枝温阳暖肾，意在微微生火，鼓舞肾气，取少火生气之意，正如清代伤寒学家柯琴谓：“此肾气丸纳桂、附于滋阴剂中十倍之一，意不在补火，而在微微生火，即生肾气也。”附桂二药之用，犹如釜底加薪，使下焦肾中之火，蒸其水之精气于上焦，若肺金清肃，如云开雨降，则水精四布，五经并行，渴疾自除。诸药相伍，补肾填精，温肾助阳，为阴中求阳之治。正如张景岳所说：“善补阳者，必于阴中求阳，则阳得阴助而生化无穷。”经过长期大量的临床实践发现，金匮肾气丸治疗糖尿病确有疗效。

▶▶▶ 哪些糖尿病病人适合使用

虽然说消渴病的基本病机为内热伤阴，但内热伤阴耗气，日久多见气阴两虚，进一步发展，阴损及阳，又可表现为阴阳俱虚。中医认为：五脏之虚，穷必及肾，所以消渴病晚期患者常常可表现为肾阴阳俱虚，而出现神疲乏力，头晕耳鸣，畏寒肢冷，肢体麻木疼痛，腰脊酸软、冷痛，夜尿频多，尿有余沥不尽，或见浮肿，舌体胖大，脉象沉细无力等系列表现。因此，阴阳两虚证型多见于糖尿病晚期并发症阶段的患者。

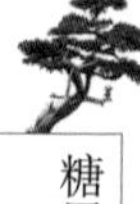

金匮肾气丸能滋阴补肾，温阳益气。主要是在补肾养阴的基础上，振奋下焦阳气，使阳盛能蒸化水气，水气上升而补为津液，对消渴后期重症中阴虚及阳者也可治之，故历代引用不绝。

张仲景始用温肾之法治消渴，他认为：无论上、中、下三消，宜急治肾，必使肾气充，精血渐充则病自愈。

赵献可在《医贯》中说“治消之法，无分上、中、下，先治肾为急……以八味肾气丸引火归源，使火在釜底，水火既济，气上熏蒸，肺受湿气而渴疾愈矣”。喻嘉言称八味丸为治消渴之圣药。至今温肾治消渴仍指导着临床实践。

金匮肾气丸主要用于肾阳不足，甚则阴阳俱虚的糖尿病患者，能滋阴补肾，温阳益气，对消渴后期重症中阴虚及阳者可治之，故历代引用不绝。广泛用于糖尿病及其相关病证肾虚患者，尤其是糖尿病晚期并发症阶段临床表现为肾阴阳俱虚的患者。经过现代长期大量的临床实践，不少医家认为，金匮肾气丸治疗糖尿病确有疗效。此类患者常见夜尿为著，腰膝酸软，怕冷喜暖，手足不温，面色苍白或暗黑，大便稀，舌体胖嫩，苔白或滑，脉多沉细。

对于糖尿病病程时间较长，出现并发症，证见脾肾阳虚的患者，笔者曾有较好的疗效。曾有一女性患者，68岁，20年前患2型糖尿病，血糖一直控制欠佳，空腹血糖10～12mmol/L。3个月前患者出现浮肿，尿中泡沫增多，查尿常规：尿蛋白+++，红细胞5～7个/HP，经中西医反复治疗未见好转，至我院就诊，就诊时患者见眼睑、下肢水肿，腰膝酸冷，两足痿软，大便溏薄，尿量减少，畏寒神疲，舌质胖嫩，脉沉迟。辨证属脾肾阳虚。治宜温肾助阳，化气行水。方用金匮肾气丸加减：熟地黄15g、茯苓12g、山茱萸12g、山药12g、牡丹皮10g、车前子15g、牛膝10g、炮姜6g、肉桂6g，每日1剂，分2次服用，1周后复诊，尿量较前增多，眼睑、下肢水肿好转，大便正常，尿常规复查：尿蛋白+，红细胞3-5个/HP，于原方加茜草、小蓟，再服7剂，尿检正常，自觉症状消失。

▶▶▶ 金匮肾气丸服用的注意事项

尽管金匮肾气丸治疗糖尿病有效，但在临床应用时还要辨证论治，本药主要适用于肾脏气阴两虚或阴阳两虚或脾肾阳虚的糖尿病患者，对于阴虚燥热、阴虚火旺、肺胃热盛等证型的糖尿病患者不适合使用，应另施方药。此类患者常表现为咽干、口燥、舌红、少苔等。

且另需注意在服用本方时需忌食生冷油腻之物。

五 黄芪建中汤——益气建中虚劳愈

▶▶▶ 黄芪建中汤的组成和起源

历史上以“黄芪建中汤”命名的方剂有5首，流传最广的一首，载于《金匮要略·血痹虚劳病脉证治》篇。原文为：“虚劳里急诸不足，黄芪建中汤主之。”

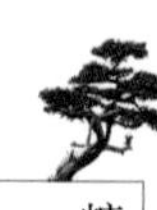

组成：黄芪 15g、大枣 10～20 克、白芍 15g、桂枝、生姜、甘草各 10g，饴糖 50g。

绍兴当代名医陈祖皋先生应用该方时将饴糖易为淮山药，使该方具有更好的补虚建中、调和营卫之功效，而治疗糖尿病气虚里寒证时多应用此方。

▶▶▶ 黄芪建中汤的巧妙搭配

黄芪建中汤为小建中汤加黄芪，为治疗虚劳之症的主方。能够增强益气建中之力，阳生阴长，诸虚不足之证自除。从功效上看，黄芪建中汤为温中祛寒，而小建中汤为温中补虚，缓急止痛。本方以黄芪、大枣、甘草补脾益气，桂枝、生姜温阳散寒，白芍缓急止痛，饴糖补脾缓急。重在温养脾胃，是治疗虚寒性胃痛的主方。

黄芪建中汤以甘温健脾立法，不仅可充精血，且可复阴虚之阳，能调理气血、补营益卫、平衡阴阳。黄芪建中汤能健脾胃、温分肉、散寒而厚肠胃，柔肝而平冲逆之功，并在脾胃虚寒之消化道疾病中常用。徐彬在《金匮要略论注》中谓："小建中汤本取化脾之气，而肌肉乃脾之所生也，黄芪能走肌肉而实胃气，故加之以补不足，则桂、芍所以补一身之阴阳，而黄芪、饴糖又所以补脾中之阴阳也。"

▶▶▶ 哪些糖尿病病人适合使用

黄芪建中汤主要用于气虚里寒证的糖尿病患者及糖尿病并发症患者，此类患者常常表现出中焦虚寒之虚劳症：腹中拘急疼痛，喜温喜按，少气懒言；或心中悸动，虚烦不宁，劳则愈甚，面色无华；或伴神疲乏力，肢体酸软，手足烦热，咽干口燥，舌淡苔白，脉细弦。

著有《温热论》的清代著名中医温病大家叶天士为黄芪建中汤提出具体指征：❶ 久病消瘦；❷ 胃纳不佳，时寒时热，喘促短气，容易汗出；❸ 脉虚无力；❹ 有操劳过度史；❺ 阴虚内热者忌用。

曾有患者闫某，男，76岁，于2012年11月22日就诊。血糖升高27年，反复低血糖反应半年。27年前发现口干、多饮，入院诊断为“2型糖尿病”。近半年反复发生低血糖反应，减量西药则血糖升高不达标，稍增加降糖药物则发生低血糖反应，且低血糖反应无规律，同年8月份至9月份，出现3次严重低血糖昏迷。现口服二甲双胍0.25g，每日3次；格列吡嗪7.5mg，每日3次；拜唐苹50mg，每日3次；降糖通脉宁4片，每日3次；糖微康4片，每日3次。近期空腹血糖5.3～7.7mmol/L，餐后2小时血糖9～10.5mmol/L。刻下症大便干，2天一行，夜尿2次，纳眠可。双下肢乏力，夜间口干、口渴，手足有针刺样感，肌电图示：糖尿病周围神经病变。身高：

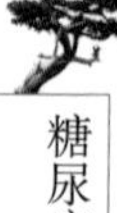

167cm，体重：58kg，因常发生低血糖反应，故停用降糖药物，仅用诺和龙 1.0mg，每日 3 次。既往有结肠炎，平素易感冒。

方选黄芪建中汤加减，黄芪 30g、桂枝 15g、白芍 30g、鸡血藤 30g、黄连 3g、干姜 6g、山萸肉 15g、肉桂 15g。

14 日后复诊，诉前天晚餐前出现 1 次低血糖反应，服糖后缓解，大便略干，夜尿 2 次，眠安，糖化血红蛋白（HbA1c）6.3%。嘱该患者原方继服，2 个月后再次复诊，已无低血糖反应，HbA1c：5.3%。

▶▶▶ 黄芪建中汤服用的注意事项

黄芪建中汤主要用于中焦虚寒的患者，故阴虚内热证、脾胃湿热证的患者不适合使用。因本方药物组成中含有饴糖，饴糖性微温，味甘，具有补虚冷、健脾和胃、润肺止咳、缓气止痛的作用，但糖尿病患者不宜使用，故在开具处方时往往并非原方应用，常将饴糖去除，加入山药等增强补气建中之功效。

第二讲
特色成药

一　补中益气丸——益气升提下陷除

主要成分：黄芪（蜜炙）、党参、甘草（蜜炙）、白术（炒）、当归、升麻、柴胡、陈皮、生姜、大枣。

功能主治：用于脾虚气陷证，临床应用以饮食减少，体倦肢软，少气懒言，舌淡，脉虚，为辨证要点。药物为棕黑色的浓缩丸；味微甜、辛。

补中益气汤我们在前文已经提及，补中益气丸是补中益气汤的中成药制剂，方中黄芪味甘微温，入脾肺经，补中益气，升阳固表，故为君药。配伍人参、炙甘草、白术，补气健脾为臣药。当归养血和营，协人参、黄芪补气养血；陈皮理气和胃，使诸药补而不滞，共为佐药。少量升麻、柴胡升阳举陷，协助君药以升提下陷之中气，共为

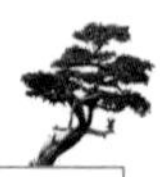

佐使。炙甘草调和诸药为使药。黄芪、升麻、柴胡为补气升阳的基本结构。

注意事项▸ 本药对于阴虚发热及内热炽盛者忌用，同时也不适用于恶寒发热表证者及暴饮暴食脘腹胀满实证者。本药不宜和感冒类药同时服用。对于高血压患者要谨慎服用。服本药时不宜同时服用藜芦或其制剂。宜空腹或饭前服为佳，亦可在进食同时服。服药期间出现头痛、头晕、复视等症，或皮疹、面红者，以及血压有上升趋势，应立即停药。对本品过敏者禁用，过敏体质者慎用。

二 金匮肾气丸——水中生火肾气足

主要成分：地黄、山药、山茱萸、茯苓、牡丹皮、泽泻、肉桂、附子。

功能主治：温补肾阳，化气行水。用于肾阳不足，甚则阴阳两虚的糖尿病患者。典型证见：腰膝酸软，小便不利，畏寒肢冷。

本方在前文中已经提及，是补肾阳的代表方。本方中补阳的附子、肉桂均取少量，而辅以六味地黄大队补阴药，一是取“少火生气”之意，以鼓舞肾气，而壮火则会食气；二是本着阴阳可相互转化、互根互生的原理以阴中求阳。

注意事项▸服用本药也需要辨证而用，有肾阴不足，肾火上炎症状的患者不宜用。服用药物期间需忌食生冷油腻之物。忌房欲、气恼。

三 参芪降糖颗粒——益气养阴脾肾育

主要成分：人参（茎叶）皂甙、黄芪、五味子、山药、地黄、覆盆子、麦冬、茯苓、天花粉、泽泻、枸杞子。

功能主治：益气养阴，滋脾补肾。本药物为浅棕色颗粒；气微，味甘、微涩。此药在临床运用中不良反应较为少见，主要用于气阴两虚型的糖尿病患者，而且能够降低血糖、改善胰岛素、C肽水平。

本方中人参味甘能守，微苦补阴，温可助阳，能健脾

益气，助运化，输精微，化阴液，为益气生津之良药。黄芪能够升清阳、补肺气、补精微，为补气升阳之药。人参、黄芪共为君药，相辅相成，可大补元气，能使气旺而津液得以化生，津液生则口渴止。地黄、麦冬、天花粉共为臣药，清热育阴，生津润燥，与人参、黄芪相配伍，不温不燥，益气养阴、清热润燥而止渴。五味子、覆盆子、枸杞子共为佐药，封固肾关，不使精微下流，与君臣相协同，补肾摄精、肝肾两益。山药、茯苓共为使药，健脾养胃，固肾渗湿。君臣佐使，相互配合，共成气阴两补，肺脾肝肾同治之方。

注意事项 ▸ 对于有实热证者禁用，实热退后可以使用。

四　降糖宁胶囊——气阴双补高糖去

主要成分：人参、黄芪、山药、生石膏、知母、天花粉、茯苓、麦冬、地黄、地骨皮、玉米须、山茱萸、甘草。

功能主治：益气，养阴，生津。用于糖尿病属气阴两虚者。本品为胶囊剂，内容物为浅棕色小颗粒；气清香，味微甜。

前面我们说过，糖尿病气阴两虚的患者主要表现为多饮多尿，消瘦倦怠，头晕耳鸣，动辄气急汗出，形寒怕冷，面容憔悴，阳痿早泄，妇女月经失调，舌淡苔白，脉沉细无力。根据不同的脏腑还可以进一步分型。心肺两虚型患者除了有气阴两虚型主证，还尤为突出神疲乏力、汗出气短、五心烦热、健忘心悸；心脾两虚型有气阴两虚型主证，加心悸健忘，失眠多梦，面色萎黄，腹胀便溏；心肾两虚型有气阴两虚型主证而突出虚烦不眠，心悸健忘，头晕耳鸣，腰膝酸软，夜尿频多，遗精盗汗；肺气阴两虚有气阴两虚型主证，加干咳短气，面色㿠白，咽干口燥，五心烦热，自汗盗汗等表现。

在使用时需注意：此前市场曾检测出冒用“降糖宁胶囊”名称的假药，经查证后发现里面加入了超出常规剂量的苯乙双胍（或有厂家添加了格列苯脲或格列奇特），患者们在购买中成药的时候需要注意，一是前往正规药店或医院购买，二是在购买中成药时需注意说明书中是否标注其中添加了西药成分。

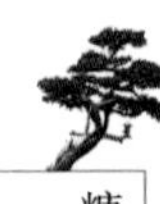

第三讲 单方验方

一 黄芪——五脏不足在补虚

黄芪最早记载于《神农本草经》，其性味甘微温，补气升阳，益气固表，可以治疗消渴、自汗、溃疡久不收口等多种病症，是补气药物中的“王道”药物。《本草备要》云：“补中，益元气，温三焦”。近代名医张锡纯认为：黄芪之性，可善治肢体痿废之证，《内经》所谓“上气不足，脑为之不满”，是由于大气虚损，不能助血上升以养其脑髓神经，遂致脑髓神经失其所司。他还认为：“盖虚劳者多损肾，黄芪能大补肺气以益肾水之上源，使气旺自能生水”。黄芪有“补气之长”美称，善补肺脾之气，又可升举阳气。其补气生津止渴的功效可以治疗消渴。配伍滋阴生津药物效果更佳。

中医有“扶正祛邪”的说法，即当人体的抵抗力不足时，治疗的方针即为支持和维护体内的正气，待正气充旺，自能战胜邪气。黄芪所治疗的糖尿病证型是属于正气不足，即“气虚证”。黄芪的作用比较和缓，且不良反应较少，适合长期服用。

那么什么样的糖尿病患者适合使用黄芪呢？适合使用黄芪的糖尿病患者大多外观上体型偏胖，精神疲惫，面色黄暗或暗红，缺乏光泽，肌肉松弛，皮肤缺乏弹性，腹部松软，肌肉萎缩而脂肪堆积，按之无抵抗感以及胀痛感，面部及下肢多有浮肿，舌质多淡红或淡胖，或紫暗。中老年人较为多见。而此类患者往往自觉易疲乏，易出汗，易头晕，胸闷气短，运动后尤为明显，能大量进食而不耐饥饿，大便不成形，或先干后溏，易于浮肿，特别多见于下肢，畏风，易于鼻塞、气喘，手足麻木，骨关节疼痛，溃疡难以愈合。

用法用量▸ 每天 5 ~ 10g 开水泡 10 ~ 20 分钟后代茶饮用，或者每天 30g 水煎后服用。

注意事项▸ 黄芪性质偏于温热，对体质实热、急性感染性发热、腹满腹痛便秘者用之不但无效，相反还有加重病情的不良反应。

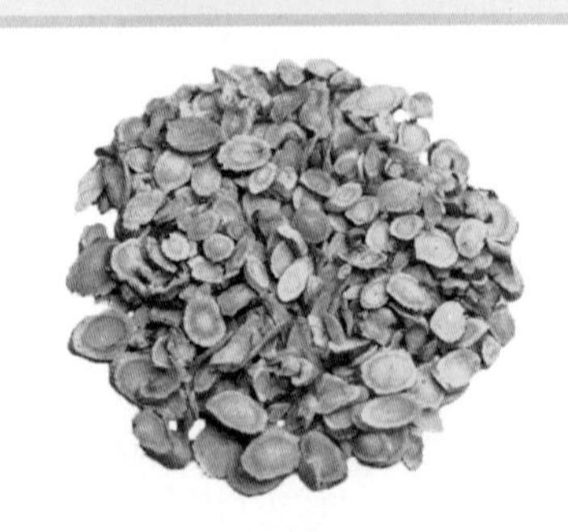

黄芪

二 山药——食药同源劳损属

山药性甘平、无毒，是一味补脾益肾的佳品。在历史上经历了2次改名换姓。山药入药始见于《神农本草经》，其名为“薯蓣”。《神农本草经》言其“主伤中补虚羸，除寒热邪气，补中益气力，长肌肉。久服耳目聪明，轻身不饥延年”。到了唐代，为了避讳唐太宗（李豫）之讳（因“蓣”与“豫”同音），改名为“薯药”。到了宋代，又为了避讳宋英宗（赵曙）之讳（因“薯”与“曙”同音）而改名为“山药”，并一直沿用至今。

山药具有补脾益肾、养肺、止泻、敛汗之功效，临床上常常用来治疗糖尿病，许多方剂，如六味地黄丸、杞菊地黄丸、归脾汤、参苓白术散等中药都含有山药。《本草纲目》云：“山药性温味甘平无毒、健脾胃、益肺肾、止泻痢，化痰涎，润皮毛”。

现代科学分析，山药的最大特点是含有大量黏蛋白。黏蛋白是一种多糖蛋白质的混合物，有降低血糖的作用，能防止脂肪沉积在心血管上，保持血管弹性，阻止动脉粥样硬化过早发生；可减少皮下脂肪堆积；具有诱导产生干扰素、增强人体免疫功能的作用，能防止结缔组织的萎缩，预防类风湿关节炎、硬皮病等胶原病的发生。同时山药与胰岛素合用还能调节神经 - 激素 - 免疫系统功能，增强周围组织细胞对葡萄糖的摄取与利用，改善胰岛素抵抗，降低血糖。

用法用量 ▸ 内服：煎汤，15～30g，大剂量60～250g；或入丸、散。补阴，宜生用；健脾，宜炒用。

注意事项 ▸ 山药中的淀粉含量较高，胸腹胀满、大便干燥、便秘者最好少吃。山药是偏补的药，甘平且偏热，体质偏热、容易上火的人也要慎食。

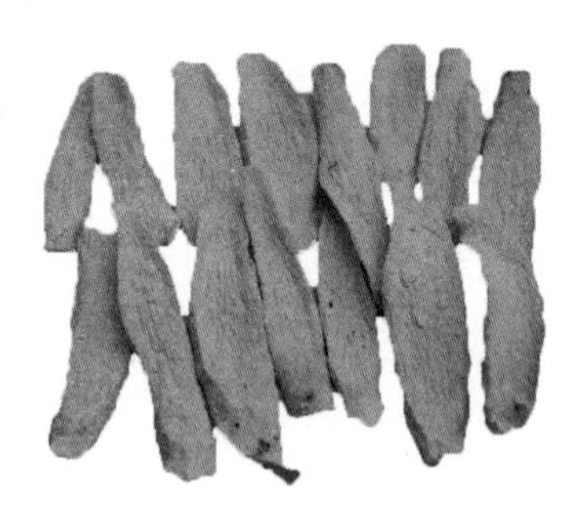

山药

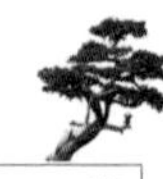

三 太子参——益气养阴虚可补

太子参别名孩儿参、童参、四叶参或米参，是中医临床常用补虚药，具有益气健脾、生津润肺之功效，用于脾虚体倦、食欲不振、病后虚弱、气阴不足、自汗口渴、肺燥干咳等症状。以太子参为主药治疗气阴两虚、燥热伤津型糖尿病，临床疗效显著。

太子参并未记载在《本草纲目》中，其未入《本草纲目》是有缘由的。相传明代医药学家李时珍在赶往南京的途中，住进一家客店。半夜里，隐约听见一妇女的呻吟声，便问店小二：“是谁生病了？”店小二回答说：“是我老婆，已有几天了。”“有病为何不去看医生呢？”李时珍有些不解。店小二忙解释说：“先生有所不知，我们虽然在此开店，但生意惨淡，眼下已入不敷出，哪还有钱看病……”。李时珍听了十分同情，便起身随店小二进入内房。李时珍为店小二的妻子把脉后问：“近来她饮食如何？”店小二说：“好几天没米下锅了，我们是靠孩子挖来的野菜根充饥的”。

李时珍走过去，拿起野菜根细细地看起来，并从中拿了一株放进嘴里，慢慢咀嚼后，对店小二说：“这是一种药，可治你妻子的病，你从哪里采来的？”店小二说：“城外，紫金山上！”李时珍随手掏出一锭银子放在桌上说：“天亮后去买点米，熬点米粥给你妻子，同时把这药煎给她服用，服了就会好转的。”店小二闻言感激得双膝跪地，连声道谢。

果然，店小二的妻子服了药，第二天病就好了一半。店小二赶紧带着李时珍去寻找那野菜根，走到朱元璋太子

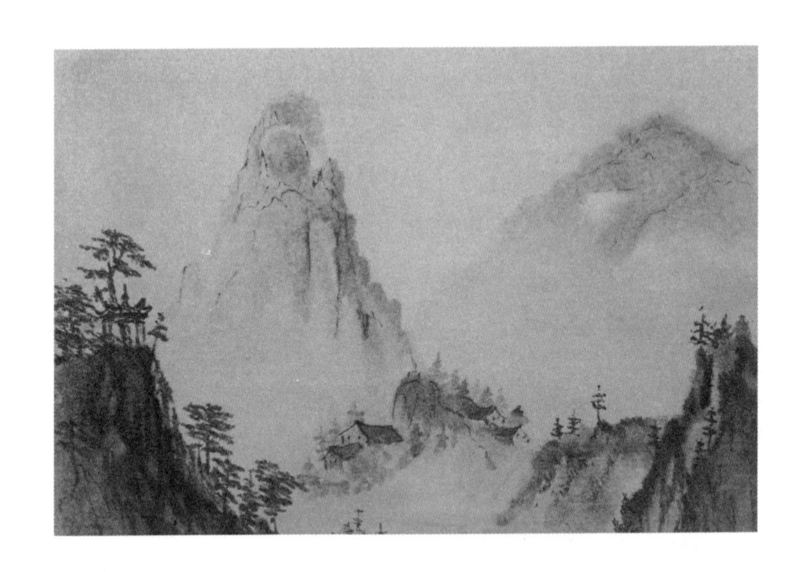

的墓地附近，只见那里绿茵如毯，到处都是这种药草。

李时珍连声说：“太好了！太好了！”因为这种药草生长在朱元璋太子的墓地周围，所以，李时珍就给它取名为“太子参”。但他因怕此药一传出去，大家都来太子墓地挖药，触犯王法，便没把“太子参”写进《本草纲目》。

现代研究表明，太子参多糖是太子参药用的主要活性成分，其能够降低血糖水平，增加肝糖原含量，改善脂质代谢紊乱。太子参多糖具有保护肾脏功能的作用及改善糖尿病患者体内氧化应激水平。

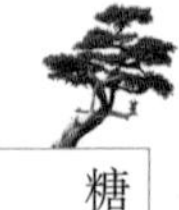

用法用量 ▸ 内服：煎汤，10 ~ 15g。

注意事项 ▸ 表实邪盛者不宜用。

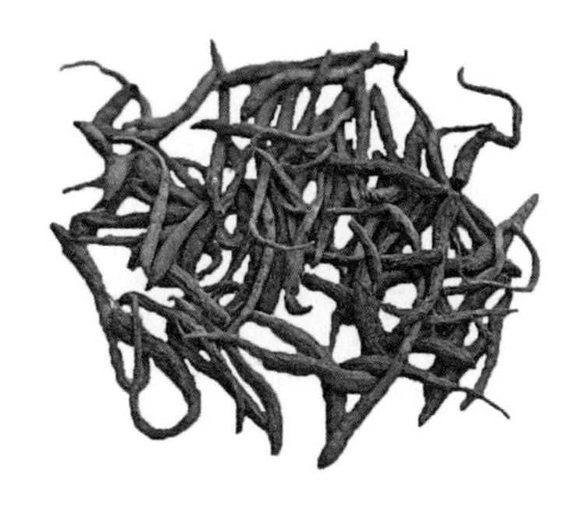

太子参

四　西洋参——养阴清火气亦足

西洋参又名西洋人参、洋参、花旗参、广东人参，主产于美国、加拿大等国，近年来，中国东北、华北、华东、西北、华南地区已大面积栽培。由于西洋参具有广泛的生物活性及独特的药理作用，一直深受世界各地人民的青睐，对其使用和开发更加广泛深入。西洋参性寒，味甘微苦，具有补气养阴、清火生津之功效，尤其适合用于糖尿病气阴两虚的患者。

近年来，研究证实，西洋参及其叶、果中提取物皂苷、多糖等成分均具有明显的降血糖作用。餐后高血糖是糖尿病早期的临床特点，与糖尿病慢性并发症的发生发展关系密切。餐后持续高血糖会加重胰岛 β 细胞的负担，随着时间的延长会损害其正常功能。试验结果显示，西洋参多糖肽可抑制葡萄糖引起的血糖升高，能有效降低餐后血糖，尤以高、中剂量作用较强，表明西洋参多糖肽具有显著降低血糖值和改善糖耐量的作用。

脂代谢紊乱是糖尿病并发冠心病的重要因素，因此，纠正脂代谢紊乱是治疗糖尿病的重要手段。试验结果显示，西洋参多糖肽对血清甘油三酯、胆固醇、低密度脂蛋白浓度的降低及高密度脂蛋白浓度的升高具有明显效果。能显著改善脂代谢紊乱，从而进一步恢复胰岛 β 细胞功能，增加胰岛素的敏感性，改善胰岛素的抵抗，以实现其降血糖作用。

用法用量 ▸ 内服：煎汤，3 ~ 6g；或入丸、散。

注意事项 ▸ 中阳衰微，胃有寒湿者忌服。如咳嗽有痰、口水多或者有水肿等症状，就要避免服用西洋参类补品，以免病情加重。其次，“非虚勿补”，如果身体并无不适，不宜经常服用西洋参。该药忌铁器及火炒。不宜与藜芦同用。

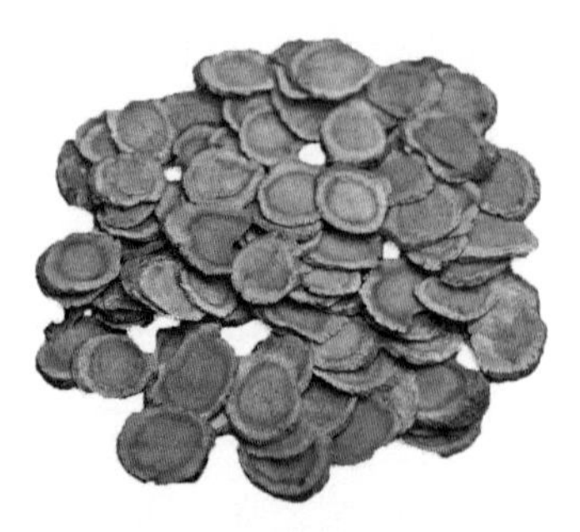

西洋参

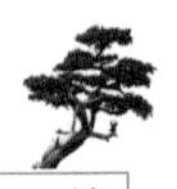

五 黄精——润肺降糖补脾虚

黄精是一种传统的抗衰老中药，具有补脾润肺、益气养阴的功效，黄精多糖为黄精提取物，它可能是黄精发挥多种药理作用的主要成分之一。黄精多糖可降低血糖和糖化血红蛋白浓度，除此之外，现代药理研究证实，黄精还具有抗氧化、延缓衰老的作用，故现在也常常用于脾胃气虚的糖尿病患者。

说到黄精这个药物名字的来源，还有一个故事，话说有一个小姑娘自幼父母双亡，被逼无奈到一个财主家打长工。财主每天逼她不停地干活，可却不给她饭吃。无奈之下，小姑娘只好在饿时挖野菜和草根吃。

一天，她在一片阴暗潮湿的灌木丛中，看到一种植物开着淡绿色小花，上前摘来吃，发现味道甘甜，于是她挖出植物的根部，见根部形如鸡头，肉质肥厚，洗净后尝一尝，更觉得清爽可口，仿佛吃水果一般。

从此之后，每当干活饿了的时候，她就吃这东西，不知不觉几年下来，小姑娘从一个瘦弱的黄毛丫头出落成一个亭亭玉立的大姑娘。财主见姑娘出落得如此美丽，想要霸占她为妾，姑娘誓死不从，逃进山中，过起了野人一般的生活。好几次，财主和家丁们在茂密的树林旁发现了姑娘的足迹，家丁们一哄而上，穷追不舍。可一眨眼的工夫，姑娘就消失在他们的眼皮底下。

这情景，恰好被上山采药的神医华佗看见。华佗考虑姑娘一定吃了什么灵丹妙药，才这么身轻如燕，健步如飞。华佗决心找机会问个究竟。一天，华佗备上可口的饭菜，放在姑娘经常出没的山路上。不久，姑娘路过此处，她嗅到饭菜的香味，由于好久都没有吃过饭菜，更加感到饥肠辘辘，在四处望望没见到什么人后，忍不住上前拿起饭菜狼吞虎咽地吃了起来。这时华佗从旁边迅步上前一把拉住她，姑娘以为她是财主派来的人，挣扎着对他又咬又抓。

华佗慈祥地说："姑娘别怕！我不是财主派来的人。我是个郎中，想请问你吃了什么东西变得如此健步如飞？"

姑娘见华佗长得慈眉善目，不像坏人，便不再挣扎，说："我在那边林子里吃了一种好像鸡头一样的草根。"

"什么草根？"姑娘把华佗带到那一片灌木丛中，指着其中开着淡绿色小花的不知名的植物说："就是这东西的根。"

华佗仔细观察，但见这不知名的植物高约一至二尺，叶呈五轮状，叶片呈条状针形，其间开着一簇簇淡绿色的小花，挖出其根块，但见根块呈黄白色，肉质肥厚，形状好似鸡头一般，其中一端有一圆形茎痕，好似鸡眼。华佗尝了几口，就觉得十分甘甜可口，清爽怡人。于是，他把这不知名的植物带回家中研究。

后来发现，这种植物性味甘、平，具有补脾益肺、养阴生津之功效，可用来治疗体虚瘦弱、气血不足，可以说得上是药中之精华。于是，华佗就把这种药改称为“黄精”，从此，这个名称一直沿用到现在。

药物黄精始载于《名医别录》，具有养阴润肺、补脾益气、补肾填精之功，为气阴双补之品。主治肺阴亏虚，干咳无痰；脾胃虚弱，食少纳呆，倦怠乏力；或肾虚精亏，腰酸足软，头晕耳鸣及消渴等。

李时珍在《本草纲目》中突出强调其“补诸虚、填精髓，平补气血而润”的作用。

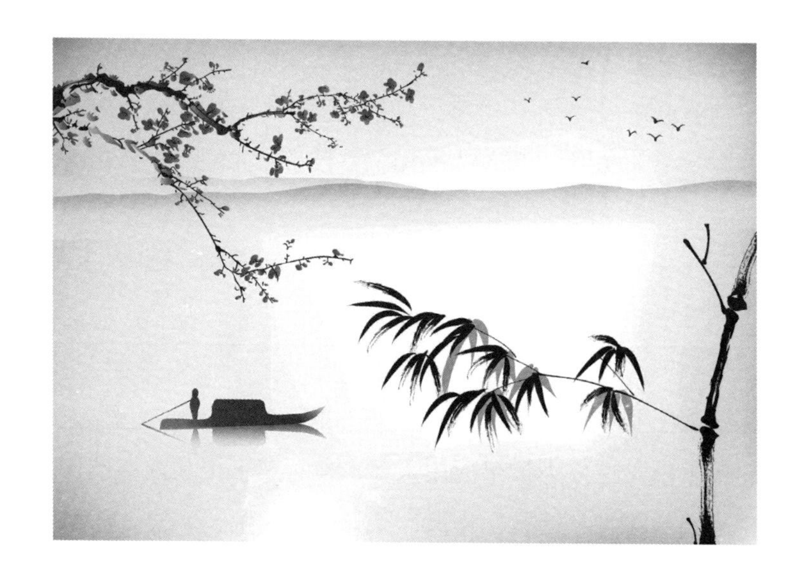

近年来，中医常用于治疗糖尿病。一般而言，糖尿病患者大多存在一定程度的大渴引饮，消谷善饥，小便频数，身体消瘦，容易疲劳等症状，即所谓的“三多一少”，而黄精的功效，恰好针对其病机进行治疗。“补诸虚”针对消渴病之本虚，“填精髓，平补气血而润”，表明黄精既滋补阴液之不足，又补气血之虚损，滋阴润燥以清热，可谓标本兼顾。

《神仙芝草经》记载的：“宽中益气，使五脏调和，肌肉充盛。骨髓坚强，其力倍增，多年不老，颜色鲜明，发白更黑，齿落更生”的功能，针对“三多一少”的各个环节。从中医药理论来看，黄精治疗消渴症是有理论与实践依据的。

用法用量▸内服：煎汤，6～9g；或入丸、散。

注意事项▸黄精作为滋补之品，性滋腻，易助湿邪，故脾虚湿困的人使用仍需慎重，或配伍健脾化湿药物同用。

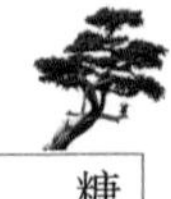

六 人参——大补元气诸劳祛

中国是世界上最早应用人参，并有文字记载人参的国家。人参味甘、微苦，性温、平，归脾、肺、心经，有大补元气，复脉固脱，补脾益肺，生津，安神的作用。主要用于治疗脾肺气虚的糖尿病患者，此类患者常表现为体虚欲脱，肢冷脉微，脾虚食少，肺虚喘咳，津伤口渴，内热消渴，久病虚羸，惊悸失眠，阳痿宫冷，心悸健忘，口渴多汗，食少无力，倦怠，反胃吐食，大便滑泄，虚咳喘促，自汗暴脱，惊悸，健忘，眩晕头痛，尿频，消渴等，及久虚不复，一切气血津液不足之证。

现代药理学表明，人参提取物、人参多糖、人参多肽、人参茎叶多糖、人参非皂甙部分均有降血糖作用，可用于糖尿病的治疗。人参总皂甙中含有人参宁，可有降血糖作用，大剂量（每公斤体重 100 毫克）作用更明显，停药后其效尚能维持 1 ~ 2 周。人参对高血糖有抑制作用。对人参降糖机制的研究发现，人参多肽降血糖作用除了其促进糖原分解或抑制乳酸合成肝糖原作用外，主要由于刺激了糖的有氧氧化作用增强的缘故。人参能刺激胰岛释放胰岛素，并能使胰岛素合成量明显增加。人参对糖代谢有双向调节作用，既能使葡萄糖性的高血糖症的血糖降低，又可使胰岛素引起的低血糖症的血糖升高。

用法用量 ▸ 内服：煎汤，3 ~ 10g，大剂量 10 ~ 30g，宜另煎兑入；或研末，1 ~ 2g；或敷膏；或泡酒；或入丸、散。

注意事项 ▸ ❶ 实证、热证忌服；❷ 服人参当天或 24 小时内忌萝卜，忌茶，忌辛辣或者刺激性食物；❸《医学入门》指出“阴虚火嗽吐血者慎用”；❹ 不宜同时服用藜芦制剂；❺ 忌与葡萄同吃，以免营养受损，葡萄中含有鞣酸，极易与人参中的蛋白质结合生成沉淀，影响吸收而降低药效；❻ 忌用五金炊。

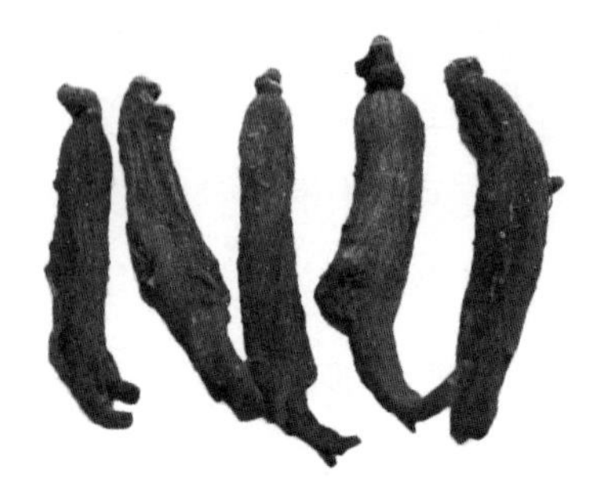

红参

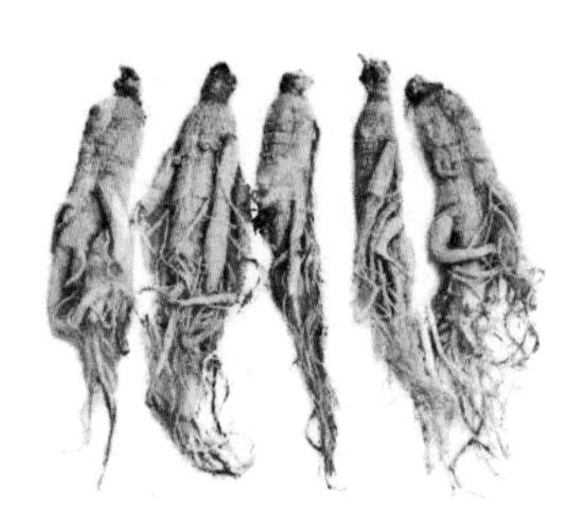

生晒参

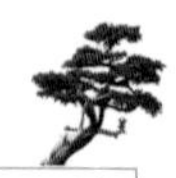

第四讲 食养调护

一 白扁豆粳米粥——功在平补脾胃弱

白扁豆60g、粳米120g，洗净入砂锅，按常法煮粥即成。有健脾养胃、清热止泻功效，适用于脾胃虚弱型糖尿病患者。

该食疗方中白扁豆的营养成分相当丰富，包括蛋白质、脂肪、糖类、钙、磷、铁及食物纤维、维A原、维生素B1、维生素B2、维生素C和酪氨酸酶等，扁豆衣的B族维生素含量特别丰富，此外，含有磷脂、蔗糖、葡萄糖。《本草纲目》中说到白扁豆主治时提及：止泄痢，消暑，暖脾胃，除湿热，止消渴。

粳米中含有丰富的蛋白质，所含人体必需氨基酸也比较全面，还含有脂肪、钙、磷、铁及B族维生素等多种营养成分。粳米具有养阴生津、除烦止渴、健脾胃、补中气、固肠止泻的功效。用粳米煮米粥时，浮在锅面上的浓稠液体，具有补虚的功效。

应用此粥时注意只有表现为脾胃虚弱的糖尿病患者方可食用，实证及阴虚火旺的患者不宜。且需要注意由于粥的升糖指数较高，易造成患者的餐后血糖明显升高，必要时可以改煮粥为煮饭，延缓食物的吸收。

二　薏米赤小豆粥——健脾利水令人瘦

薏米 100g、赤小豆 50g，洗净泡 2 小时；把材料倒进电饭锅加水 500ml 煮开。煮开后继续煲 2 小时。

薏米，在中药里称“薏苡仁”，《神农本草经》将其列为上品，它可以治湿痹，利肠胃，消水肿，健脾益胃，久服轻身益气。

赤小豆，是红色的，红色入心，因此它还能补心养血，古籍里记载赤小豆“久服令人瘦”，就是说经常吃赤小豆还有减肥的作用，也有明显的利水、消肿、健脾胃之功效。现代人精神压力大，心气虚；饮食不节，运动量少，脾虚湿盛。既要去湿，又要补心，还要健脾胃，非薏米和赤小豆莫属。将其熬成粥，意在使其有效成分充分为

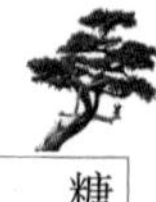

人体吸收，同时不给脾胃造成多大负担。夏天正好是暑气连天的时候，内湿外也湿，用这两味药正好能起到养血、祛湿的作用。

关于薏米和赤小豆的“消肿”作用，也很有意思。我们千万不要以为肿就是水肿。周围十个人里面起码有五六个身体发福，这也是肿，叫作体态臃肿。在中医看来，肥胖也好，水肿也好，都意味着体内有湿，水液不能随气血流动，滞留在体细胞之间，使人体迅速膨胀起来。水肿如此，肥胖也是如此，只不过是程度有深浅而已。去湿性极强的药物或食物能祛除这些滞留在人体的水液，也就能消肿。所以，治疗水肿必用赤小豆，而实践证明，薏米赤小豆粥具有良好的减肥功效，既能减肥，又不伤身体。尤其是对于中老年肥胖的糖尿病患者，效果非常好。

三 补阳二味茶——益气降糖阳可补

黄芪 9g、枸杞子 9g，泡水。

适用对象：怕风怕冷、脸色苍白、手脚冰冷的阳虚型体质的糖尿病患者。

功效：黄芪能补中益气、利水消肿；枸杞子可以补阳补阴，滋补肝肾，益精明目。现代药理研究表明，黄芪具有促进免疫及造血功能，增强抗病能力，抗氧化，保肝补肾，控制血压。枸杞子提取物可显著而持久降低血糖，增加糖耐量。

四 黄芪山药汤——滋补脾肾湿可除

黄芪 30g、山药 50g、薏苡仁 15g，浸泡后于砂锅中煎煮，饮水。

功效：滋肾补脾，生津止渴。适用于脾肾气阴两亏的患者，症见口渴引饮，或肺胃湿热之咽干渴饮，或糖尿病渴而多饮者。

黄芪甘温，补脾益气升阳；山药补脾养胃，生津益肺，补肾涩精；薏苡仁利水渗湿，健脾止泻，三种药物药食同源，共同煎水，可达补气健脾、养阴滋肾的作用，改善脾肾气阴不足的糖尿病患者的临床症状。

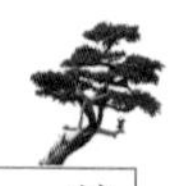

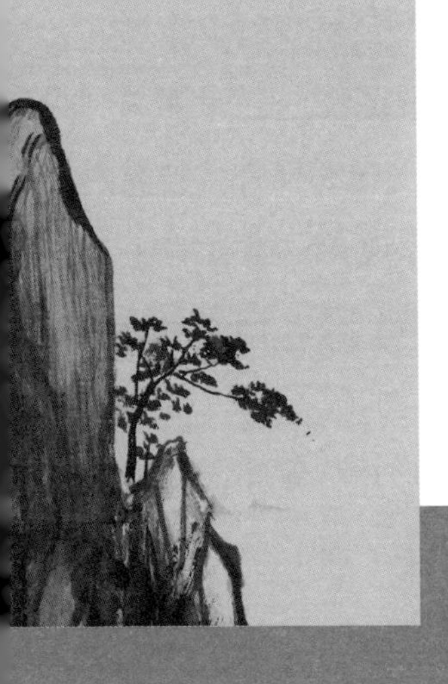

第四篇

化湿篇

糖尿病可见血糖高、尿糖高，而糖者其味甘，属脾之味，糖尿病患者往往表现为脾虚纳差；或者形体消瘦，为脾虚不运；而更多见形体肥胖，为脾虚湿阻者；又大便有溏泄者，舌体有胖大齿印者，均属湿邪为患，与脾虚有关。然湿邪一成，则又变生多端，或与寒狼狈，或与热缠绵，故在此一篇，名曰化湿，以期湿化脾安。

一　湿乃"万恶之邪"

人体的很多病来源于身体内的湿，糖尿病患者也不例外。吃肉吃得太多、吃的食物被污染，运动量少，身体阴盛阳虚，湿邪内郁，所以大便无法正常。中医里讲，脾虚则便溏，中国人本应以五谷杂粮为食，现在以肉食为主了，很多人一天不吃肉就觉得很亏，长期这样，伤害的是脾胃。脾是运化水湿的，脾受到伤害，水湿不能完全运化，就在身体内堆积。所以，大便不成形意味着脾虚，也意味着体内有湿气。在致病的风、寒、暑、湿、燥、火这"六淫邪气"中，中医最怕湿邪。

湿是最容易渗透的，湿邪从来不孤军奋战，总是要与别的邪气狼狈为奸。

湿气遇寒则成为寒湿，这就好比冬天的时候，如果气候干燥，不管怎么冷，人都还是能接受的，但如果湿气重，人就很难受了。南方的冬天比北方的冬天更令人难受，就是因为南方湿气比较重，寒湿袭人。

湿气遇热则成为湿热，这就好比夏天的桑拿天，又热又湿，让人喘不过气来，明显不如烈日当空、气候干燥的时候来得痛快。

湿气遇风则成为风湿，驱风很容易，但一旦成了风湿，就往往是慢性疾病，一时半会儿治不好了。

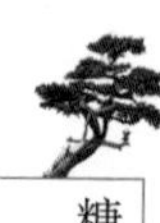

湿气在皮下，就形成肥胖，这就是为什么很多糖尿病患者体型肥胖的原因，也是为什么说胖人容易得糖尿病的原因。

为什么现代人的病那么复杂，那么难治？因为他们体内有湿，体外的邪气总是和体内的湿气里应外合，纠缠不清，以前仅仅盛行于我国西南的川菜，为何现在风行全国？就是因为川味是辛辣的。以前只有生活在湿邪比较重的西南一带的人需要用它来化解体内的湿气，现在，全国人体内都有湿气了，都需要辛辣来化解，于是大家本能地爱上了川菜。

二 判断湿邪的方法

有病的人体内，是顽固的湿邪；貌似健康的人体内，也有湿邪埋伏在那里伺机行事。那么，怎么能判断自己体内是不是有湿呢？

▶▶▶ 起床时——看感觉

有的人，每天早上7点该起床的时候还觉得很困，觉得头上有东西裹着，让人打不起精神，或是觉得身上有种东西包着，让人懒得动弹，那么，不用看舌头，不用看大便，也能判断他体内湿气很重。中医里讲“湿重如裹”，这种被包裹着的感觉就是身体对湿气的感受，好像穿着一件洗过没干的衬衫似的那么别扭。

▶▶▶ 如厕时——看大便

什么样的大便才是正常的呢？“金黄色的，圆柱体；香蕉形的，很通畅”。

1. 如果大便不成形，长期便溏，必然体内有湿。

2. 如果大便成形，但大便完了之后总会有一些粘在马桶上，很难冲下去，这也是体内有湿的一种表现，因为湿气有黏滞的特点。

3. 如果不便于观察马桶，也可以观察手纸。大便正常的话，一两张手纸就擦干净了。但体内有湿的人，得三至五张才能擦干净。

4. 如果有便秘，并且解出来的大便不成形，那说明体内的湿气已经很重了，湿气的黏滞性让大便粘在肠子上，被肠子吸收，而不让它排出体外。这样，粪毒入血，百病蜂起，而一般的医生往往就病论病，却不明白病根在于体内的湿气，胡乱治疗，这是很可怕的事情。

▶▶▶ 洗漱时——看舌苔

如果舌苔白厚，看起来滑而湿润，说明体内有寒湿；如果舌苔粗糙或很厚、发黄发腻，则说明体内有湿热。

▶▶▶ 刷牙时——看嗓子

早上起来刷牙的时候，就呕吐、恶心，嗓子里边总是有丝丝拉拉、不干不净的感觉，即使有吐痰，也只是一点。

▶▶▶ 说话时——闻气味

湿重之人，经常口中异味，自己可以闻到，或者他人能闻到，给很多人带来自卑心理，但又不知道是什么原因，久治不好。

从上面我们知道了“湿”能带来这么多的疾病，表现出这么多的症状。那么“湿”和糖尿病有什么关系呢？我们都知道，糖尿病的基本病机为阴虚燥热，按理说，阴津在体内停滞或积聚日久才会形成湿邪，阴虚的人一般形成“湿”的病理基础似乎不足；而且化湿药多偏温燥，易伤津液，这与糖尿病阴虚燥热的病机治疗也不相符。但我们不能忽视两个问题。一是糖尿病前期的患者，他们是糖尿病的高危人群，多数人属于喜食肥甘、形体肥胖的痰湿体质；二是患病日久或者已经出现并发症的糖尿病患者，病久多有阴损及阳、阳气亏虚，气虚不能化津而生湿邪的情况存在。因此，糖尿病患者并非与“湿”无关，相反，无论是从预防还是治疗上，均需要积极重视化湿治疗。

那下面就围绕“化湿”治疗的药物进行讲解，希望能给大家一个参考。

第一讲
经典方剂

一 二妙散——清热燥湿平下焦

▶▶▶ 二妙散的组成和起源

元旦猜灯谜的时候，有一个谜语叫两个少女，打一中药方名，这个谜底就是二妙散。二妙散也是祛湿剂，起源于《丹溪心法》，是我非常喜欢的一个小方子，由苍术和黄柏两味药组成，药味简单又少，具有清热燥湿之功效。主治湿热下注证，筋骨疼痛，或两足痿软，或足膝红肿疼痛，或湿热带下，或下部湿疮、湿疹，小便短赤，舌苔黄腻者。临床常用于治疗糖尿病合并湿疹、下肢疮疡、热痹、糖尿病足病等湿热下注者。

▶▶▶ 二妙散的巧妙搭配

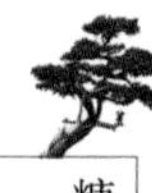

组成：苍术 10 克，黄柏 15 克。

本方为治疗湿热下注之基础方。很典型地说明了清热与化湿相互为用的问题。

苍术苦辛温燥，燥湿健脾；黄柏苦寒，可以清热燥湿，把两者结合起来，用苦寒而不伤胃。

如果加上牛膝，补了肝肾，就是三妙丸；如果三妙丸加上薏苡仁，增强了利湿清热之功，就是四妙丸。

不管是“哪一妙”，总之都是我们中医处方里经常用到的小方，基本方，说是药对，也可以。

▶▶▶ 哪些糖尿病病人适合使用

有位患糖尿病多年的老先生，来我门诊讲述了这样一件事：几个月前他的两个小腿突然肿了起来，而且看上去发黑发亮。没多久小腿正面开始溃烂，面积倒是不大，而且会流黄黑的脓水。一位老中医让他把黄柏和苍术两种中药烘干，研成粉，给他敷在患处。结果坚持2个月后，破溃处竟然基本结痂了。他问我这是为什么。

我回答：糖尿病病史比较长的患者出现老烂腿的可能性较大。用黄柏和苍术治疗该病，是有道理的。中医认为，肿、疮等都与湿邪、热邪下行有关，所以，使用有清热、利湿、敛疮作用的中药，具有一定疗效。

这位患者所使用的黄柏和苍术，就是古代名方“二妙散”的组成方药。据《丹溪心法》记载，二妙散主治湿热下注、下肢筋骨疼痛、足膝红肿疼痛、下肢湿疮等。

所以，二妙散在临床上一般可用于糖尿病足，糖尿病周围神经病变，效果是蛮好的。当然啦，我对这位老先生说，以后再遇到这种情况，要及时就诊，这次是创面比较小，其实也花了很长时间才愈合。如果创面很大的话，应该用中西医结合的方法，来得更快，更安全，更有效。

其实二妙、三妙和四妙还用于治疗糖尿病患者的高尿酸血症，特别是患有痛风性关节炎的患者，就可以用这几个小方子作为主方，临证加减。

中医认为，痛风患者多见于体形肥胖、嗜食油腻、少动多坐之人，发病之时以局部下肢关节红肿热痛、痛如虎噬为特征，故称其为“白虎历节”，也是中医讲的“痹证”。

湿热内蕴，或为长期嗜食肥甘所致，或为脾虚健运失司，致湿邪内生，日久蕴热化痰，外发肌肤骨节，或两者兼而有之。日久痰、湿、热邪纠结不散，可致痰瘀交阻。治疗宜采用清热利湿为主，以二妙散为主方加味或者以四妙丸为主更切合痛风的中医治疗原则。

方剂歌诀中说得好“二妙散中苍柏兼，若云三妙牛膝添，四妙再加薏苡仁，湿热下注痿痹痊”。

临床上，我们确实经过大量实践发现，这几个小方子可降低尿酸水平，大家可以尝试一下用小方治病，但前提一定是湿热为主哦。

▶▶▶ 服用二妙散的注意事项

其实服用二妙散没什么特别的注意事项，只要是湿热下注，就可以大胆使用。

二 二陈汤——燥湿祛痰理气妙

▶▶▶ 二陈汤的组成和传说

二陈汤为燥湿祛痰基本方。

组成：半夏10克、陈皮10克（亦有方书称“橘红”，二者略有区别：橘皮以色红日久者为佳，故曰红皮、陈皮，去白者曰橘红）、茯苓15克、炙甘草3克。

方中橘红、半夏以陈久者良，故有“二陈”之名。为什么要陈久呢，因为半夏和橘红性子燥，陈了以后燥性就减弱了，但又不影响燥湿化痰的作用。

关于“二陈汤”还有个有名的小故事，这个小故事还涉及一个我们中医都知道的经典方“六君子汤”，这两种药本来是治病救人的良方，可是到了民国，却要了一个人的命，这个人是谁呢？就是大名鼎鼎的袁世凯。

袁世凯坐上“中华民国”大总统宝座后，还不满足，一心想当皇帝，加紧进行复辟帝制的活动，他授意“立宪派”杨度、孙毓筠、严复、刘师培、李燮和、胡瑛等六人组成“筹安会”，这6个人当时被称为“六君子”，加引号的原因是与前面的中药方六君子区别开来。这六个人不断地为袁称帝大造政治舆论，让他的皇帝梦越做越美。在“六君子”的鼓吹下，以及袁世凯的心腹干将陈树藩、陈宧、汤芗铭等的出谋划策下，袁世凯的皇帝梦终于实现了，可是，全国人民不干了。于是，各地的讨袁声一浪高过一浪，袁世凯逐渐陷入了绝境。陈树藩等三人见大事不妙，就纷纷倒戈反袁，分别在各地宣布独立。消息传来，袁世凯见往日的心腹如今也弃他而去，更感到众叛亲离、气恼攻心，不久就一命呜呼了。

针对这样的结局，有人写了一副对联，来讽刺袁世凯：上联是“起病六君子”；下联则是“送命二陈汤”。这一对联的巧妙之处在于，上下联都一语双关，表面看是指中药，实则指历史人物和史实。上联是说杨度、孙毓筠、严复等6人组成的“筹安会”鼓吹君主立宪、煽动袁世凯复辟称帝；下联则指袁世凯的三位心腹陈宧、陈树藩和汤芗铭集体通电反袁，三位的姓氏正好组成了“二陈汤”，同时也是袁世凯最终惨淡收场的“送命汤”。

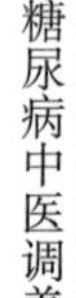

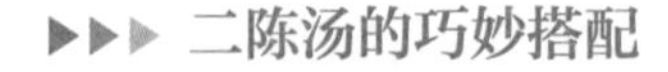

二陈汤的巧妙搭配

二陈汤为燥湿祛痰基本方。方中半夏辛温而燥，最善燥湿化痰，且能降逆止呕，为主药；橘红理气，燥湿化痰，使气顺痰消。这两个药在治痰湿当中是主要的药，一个向上，一个向下，一个是脾肺的药，一个是胃药。在此基础上加了茯苓，通过健脾渗湿，减轻了生痰之源，祛湿就等于祛痰；再加了甘草和中健脾。就起到了燥湿和中，理气化痰的效果。

▶▶▶ 哪些糖尿病病人适合使用

凡是糖尿病患者表现出湿痰证的，均可使用。此方可去痰和中，理气健脾。例如咳嗽痰多，色白易咯，恶心呕吐，胸膈痞闷，肢体困重，或头眩心悸，舌苔白滑或腻，脉滑。

▶▶▶ 服用二陈汤的注意事项

本方性燥，咳痰黄稠、肺热的患者，或者是干咳无痰，阴虚肺燥的人就不要服用本方，会引起阴伤，咳嗽更加难愈。同时吐血、血虚的人也不要服用。因为“津血同源”，津和血均源于饮食水谷精微，同属人体的阴液。二者在生理上互相转化、互相作用，如果用了辛燥的二陈汤，容易伤津伤血。

三 藿香正气散——祛暑化湿风寒逃

▶▶▶ 藿香正气散的组成和起源

说起藿香正气散，不得不说藿香正气水或藿香正气丸，老百姓几乎家家都常备此药，组成都一样，只是加工的工艺不同而已。藿香正气散首次记载于宋代的《太平惠民和剂局方》中。大家都知道，这本书是全世界第一部由官方编撰的用药规范，其中所选方剂都是经过长期临床验证、很有疗效的。换言之，能被编入该书中的方剂都是行之有效的。

藿香正气散的名字是怎么来的呢？该方主要是用来祛除“暑湿岚瘴”之气的，因中医正能驱邪的理论，使人染病的这种暑湿之“瘴气”是一种邪气，而藿香方药可用于驱除和压制这种邪气。于是，藿香正气中的“正气”二字便由此而来。

当时，宋朝的国都汴京位于现在河南开封，而江南地区还是边远之地，其地气温高、潮湿多雨，所以，大面积森林、湿地中的暑湿“瘴气”就非常之重。宋朝士兵在征讨南方的行军过程中，来自北方的这些士兵本身就不适应南方的湿热气候，再加上恶劣的“瘴气”熏染，很多人便出现胸闷、头晕、吐泻等中暑、水土不服的情况。后来发现，当地人很少有这些不适症状。原来，在日常生活中，当地人常随身携带一种叫“藿香”的野生植物，这种药草可以用来防止被“瘴气”熏倒。于是，宋朝的军医们便也使用藿香配制方剂来治疗病倒的士兵，后来发现治疗效果很好，从此便在军中流行开来。

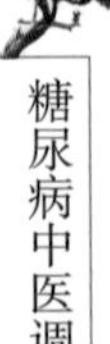

时至今日，在中国香港、东南亚还可以买到与藿香正气散组方差不多的“行军散”，据说就是为了纪念藿香方药在军中广为使用这一段故事。

▶▶▶ 藿香正气散的巧妙搭配

藿香正气以药之正气祛暑湿之邪气、扶人体之正气。正气存内，邪不可干。藿香有“祛暑圣药”之称，《删补名医方论》说：“藿香之芬，以开胃，名曰正气，谓正不正之气也”。一身正气，统领全方，表里双解，内外兼治。

方中茯苓，是“除湿圣药”，有白术（苍术）、厚朴、半夏燥湿健脾，大腹皮、陈皮理气宽中除湿健脾，藿香、紫苏、白芷祛风发散表邪、芳香化湿而行脾之气，甘草和胃健脾。

纵观整个方药组成，以多重药物组合构建护卫脾胃功能的屏障，纠正升降失衡的脾胃功能，使脾气得升、胃气得降，运化功能恢复正常。

藿香正气组方精当，十来味药中互相交错成近二十组相辅相成的“药对”，充分体现了组方的中医系统层次，整体功能大于部分之和。

藿香正气方药正是这样围绕着人体健康的后天之本做足了文章。尽管最初的拟方者已难以准确考证，但是我们有理由相信它不仅是理论的产物，而且是实践的真知。藿香正气方药体现了根植于中国古代自然哲学的中医学的思想精华，这也是历经千年的经典的魅力。

藿香正气散在当今社会，已经被加工为多种剂型的中成药，如丸、水、口服液、软胶囊等，可供临床选用，但临床也有用本方作汤化裁者，常用量为：藿香 15 克，白芷 5 克，紫苏叶 10 克，茯苓 10 克，半夏曲 10 克，白术 10 克，厚朴 10 克，桔梗 10 克，大腹皮 5 克，陈皮 10 克，生姜 10 克，大枣 6 克，炙甘草 3 克。

▶▶▶ 哪些糖尿病病人适合使用

曾经有一篇药物统计资料，有如下的文字：藿香正气类成药是使用最多的胃肠道药物之一，是使用最多的解暑药物之一，是应用最广泛的治疗各种现代文明病、生活方式病、西医无药可治病的有效方药。

对于糖尿病患者来说，藿香正气散也是一个经常被应用的好药。它的主治是外感风寒、内伤湿滞，发热恶寒，头痛，胸膈满闷，呕吐，腹泻腹痛。只要是舌苔白腻，脉滑都可以应用。凡是夏秋季感受风寒湿邪，以及四时感冒夹湿，特别是以“湿”为主的感冒，或者是胃肠型感冒，都是我经常推荐的中成药。

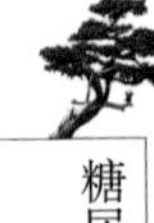

有患者问，那与平胃散有什么区别啊，都是治“湿”，藿香正气散是内外兼治，它里面有解表的药。

还值得强调的是，很多糖尿病患者问我：“医生，我要外出旅游，很紧张，怕生病，除了带胰岛素什么的，我还要带什么药出去呢？”我都是推荐带藿香正气的成药，因为它特别适用于“水土不服”。有的人到了一个新的环境，就晕车、呕吐、腹泻、浑身不爽，那我们就带上“藿香正气”，向快乐出发吧。

▶▶▶ 服用藿香正气散的注意事项

服用藿香正气散时最好忌烟、酒及辛辣、生冷、油腻食物，饮食宜清淡。因为这种不良的生活习惯和饮食习惯容易使脾胃生湿，加重病情，不宜在服药期间同时服用滋补性中药，因为滋补的药也容易生湿，这样就对藿香正气散的治疗起到相反的作用。

提醒大家的是，藿香正气口服液含乙醇（酒精），服药后不得驾驶机、车、船，从事高空作业、机械作业及操作精密仪器。

另外强调一点，吐泻严重者应及时去医院就诊，而不是一味用此药治疗。我曾见过一个糖尿病患者，严重腹泻，但他坚持自己服用藿香正气水，病情越来越重，最后不得已被家人送到医院，结果检查出来是恶性肿瘤，需要住院手术治疗。

四 三仁汤——三焦湿热宣畅消

▶▶▶ 三仁汤的组成和起源

上一节我们讲了藿香正气散。很多老百姓一提起暑天常用中药，可能只知道藿香正气水，殊不知，还有很多有效、有名气的方子可供参考。这里给大家再介绍一个方子，叫三仁汤，此方出自《温病条辨》，具有宣畅气机、清利湿热之功效。

三仁汤常用药物剂量为：杏仁、半夏各15g，飞滑石、生薏苡仁各18g，白通草、白蔻仁、竹叶、厚朴各6g。

由于方中杏仁宣肺气，白蔻仁调中气，生薏苡仁利下湿，以“三仁”为主药，通利三焦湿热，故称“三仁汤”。

▶▶▶ 三仁汤的巧妙搭配

方中杏仁宣利上焦肺气，气行则湿化；白蔻仁芳香化湿、行气宽中，畅中焦之脾气；薏苡仁甘淡性寒，渗湿利水而健脾，使湿热从下焦而去。三仁合用，三焦分消，是为君药。滑石、通草、竹叶甘寒淡渗，加强君药利湿清热之功，是为臣药。半夏、厚朴行气化湿，散结除满，是为

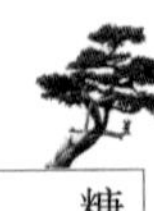

佐药。本方治疗证属湿温初起，卫气同病，湿气留恋三焦，湿重于热者。吴鞠通认为此时不宜用汗、下、滋阴等法，应以芳香苦辛，清宣淡渗之法，方可中的。方中诸药合用，既可轻宣上焦肺气，又可畅通中焦气机，还可渗利下焦湿热，使湿利热清，诸证自解。

▶▶▶ 哪些糖尿病病人适合使用

此方适用于有湿热体质的人，比如头痛恶寒，身重疼痛，肢体倦怠，面色淡黄，胸闷不饥，午后身热，苔白或黄，不渴，脉弦细而濡。临床常用于治疗肠伤寒、胃肠炎、肾盂肾炎、布氏杆菌病、肾小球肾炎以及关节炎等属湿重于热者。那这个方子和糖尿病有什么关系呢?

其实我们在临床上应用此方治疗糖尿病的很多并发症，糖尿病属于中医“消渴”的范畴。消渴虽以肺、胃、肾而分上、中、下三消，实皆与脾的病理变化有关，常起于中焦（脾）而及于上下。饮食不节、劳倦过度、情绪失调、药物所伤，这些因素均可直接或间接地影响脾之功能而引发消渴。

很多糖尿病患者对医生说，我就双下肢总感觉难受，木木的、麻麻的，整天就想用手啊，锤子啊去敲打腿，那才感觉舒服呢。

这是为什么呢?脾主四肢，若脾失健运，湿浊内生，蕴而化热，湿性趋下，湿热下注浸淫下肢肌肉筋脉，故不适感多出现在双下肢。经活动、挤压、拍击局部后湿邪暂得行散则症状可减轻。

治用三仁汤清利湿热，配木瓜化湿醒脾；秦艽、桑枝、忍冬藤祛湿清热，舒筋通络；川牛膝祛瘀通脉，引药下行。由于药证相符，切中病机，故多获佳效。主治湿温初起及暑温夹湿之湿重于热证。

▶▶▶ 服用三仁汤的注意事项

上面讲了湿热体质的人适用，对于阴虚体质，就是我们所说的形体消瘦、面色潮红、口燥咽干、心中时烦、手足心热、少眠、便干、尿黄、不耐春夏、多喜冷饮、脉细数、舌红少苔之类，就不要服用。阴虚体质养生原则补阴清热，滋养肝肾。如果误用了三仁汤这类祛湿剂，“利湿伤阴”，那阴伤会更明显。

五　五苓散——利水渗湿通溺窍

▶▶▶ 五苓散的组成和起源

五苓散出自《伤寒论》，本方由五味药组成，以利水之猪苓为主，泽泻、白术、茯苓、桂枝，共五味药，故称“五苓散”。用于外有表证，内停水饮之证。症见头痛发热、水肿、泄泻、痰饮、脐下动悸、吐涎沫而头眩等。有利水渗湿、温阳化气作用。

五苓散的常用剂量为：猪苓 18 克，泽泻 30 克，白术 18 克，茯苓 18 克，桂枝 12 克。

以五苓散衍生的方子有四个。去桂枝名“四苓散”，治内伤饮食夹湿证；加入人参名“春泽汤”，其意在助气以生津，犹如春雨润泽一般；加茵陈则名“茵陈五苓散”，是治疗湿热发黄的效方。

▶▶▶ 五苓散的巧妙搭配

方中重用泽泻为君，以其甘淡，直达肾与膀胱，利水渗湿；茯苓、猪苓之淡渗，增强其利水渗湿之力；佐以白术、茯苓，健脾以运化水湿。诸药相伍，甘淡渗利为主，佐以桂枝温阳化气，使水湿之邪从小便而去。

▶▶▶ 哪些糖尿病病人适合使用

在《伤寒论》里面，这个方子治疗的症状包括：小便不利、消渴、微热、渴欲饮水、水入则吐等。大家一般对这个方子的解释是，五苓散治疗太阳表邪未解，内传太阳膀胱腑，致膀胱气化不利，水蓄下焦，而成太阳经腑同病。估计大家看这个会很晕，都是术语，下面就再次借用中医博士罗大伦先生对本方生动形象的讲解，来为大家描述一下五苓散所治的病症。

比如，有条大河，我们在河的中间，修了一个水库，水库负责分出很多水利工程，这些水利工程把一部分水送到广大的农田，一部分水排放到下游。整个水利系统可比作我们的人体，而这个水库当作是膀胱。在中医里面，膀胱的概念和西医的不一样，中医里面的膀胱，是一个水液汇集的地方，在肾气的蒸动下，把水液或者输布到全身，或者排泄出体外。现在，我们体内的阳气不足了，气化功能减弱了，不能把水输布全身，或者排出体外了，结果水液聚集在了膀胱。这好比一个水库，被冻住了，没法把水送到农田了。于是就向河的上游打电话，告诉多放些水过来吧，于是，上游就开始增加了水量。但是，这些水到了水库，发现这里都是冰了，没有分水的功能了，于是越河道而去，直奔下游，迅速地流到了海里，田地还是没有得到灌溉，还是缺水，于是上游就要求加水量，结果流到海里的更多。

这在人体也是如此，水蓄膀胱，寒凝于此，无法气化，身体没有得到灌溉而告急，于是我们就不断地喝水，可是，喝进来的水却不能在肾气蒸动下，把水液输布到全身，水直接被排出，身体还是缺水，还是口渴。同时，因为水库被冻住了，很多水并没有完全直接排出体外，流出去的水少了，小便的量就有了问题。每次尿量不多，这叫小便不利。没有完全排出去，水还会在体内乱窜，成为不正常的水，比如停留在肌肤腠理而成水肿。

这些对糖尿病患者而言，最常对应的疾病就是糖尿病肾病的脾肾阳虚，水湿积聚证。如果一位患病多年的糖尿病患者出现尿浊，神疲畏寒，腰膝酸冷，肢体浮肿，下肢尤甚，面色㿠白，小便清长或短少，夜尿增多，或五更泄泻，舌淡体胖有齿痕，脉沉细无力的情况，则大多属于脾肾阳虚，水湿积聚证，此时应用此方。若兼胸闷、泛恶者，加藿梗、苏梗行气宽中止呕；浮肿较甚者，可加用五皮饮以加强利水消肿，假以时日，便能药到病除。

▶▶▶ 服用五苓散的注意事项

如果作为散剂服用，需多饮暖水，作为汤剂不宜久煎。本方渗利作用强，不宜常服。

六 八正散——清热通淋利水道

▶▶▶ 八正散的组成和起源

本方又是出自于《太平惠民和剂局方》，由木通、瞿麦、车前子、萹蓄、滑石、炙甘草、大黄、山栀子等诸药组成，加灯芯引服。用于湿热下注，发为热淋、石淋，证见尿频涩痛、淋沥不畅；甚则癃闭不通、小腹胀满、口燥咽干、舌红苔黄、脉象实数等。功能清热泻火、利水通淋。

方名“八正”者，“八”，谓本方由八味主要药物组成；“正”者，乃正治之意。朱丹溪曰：“小便不通有热有湿，有气结于下，宜清宜燥宜升，有隔二隔三之治。如不因肺燥，但因膀胱有热，则泻膀胱，此正治也。”总之，本方以八味药物为散，通过正治之法（热者寒之），以奏清热通淋之功，用以治疗湿热下注之淋证，故称“八正散”。

八正散临床常改作汤剂，常用剂量为：车前子10克，瞿麦10克，扁蓄10克，滑石10克，山栀子10克，炙甘草6克，川木通6克，生大黄3克，灯心草3克。

▶▶▶ 八正散的巧妙搭配

方中以滑石、木通为君药。滑石善能滑利窍道，清热渗湿，利水通淋，木通上清心火，下利湿热，使湿热之邪从小便而去。萹蓄、瞿麦、车前子为臣，三者均为清热利水通淋之常用品。佐以山栀子仁清泄三焦，通利水道，以增强君、臣药清热利水通淋之功；大黄荡涤邪热，并能使湿热从大便而去。甘草调和诸药，兼能清热、缓急止痛，是为佐使之用。煎加灯芯以增利水通淋之力。

▶▶▶ 哪些糖尿病病人适合使用

本方为主治泌尿系感染的常用方。可能很多人不知，糖尿病与感染可相互影响，感染可加重糖尿病，而糖尿病

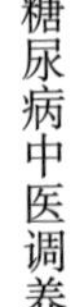

患者则容易并发感染。感染中以呼吸系统感染最多，其次为尿路感染。因为糖尿病患者易继发神经源性膀胱、尿潴留，使细菌容易在膀胱内繁殖，特别是使用导尿管后则更易发生逆行尿路感染。同时糖尿病患者的尿中含有较多的葡萄糖，某些细菌在含糖量较高的尿液中容易繁殖。所以，我们一定要重视糖尿病患者的尿路感染。

临床应用以尿频尿急，溺时涩痛，舌苔黄腻，脉滑数为辨证要点。本方对于急性泌尿系感染有较好的疗效。常用于膀胱炎、尿道炎、急性前列腺炎、泌尿系结石、肾盂肾炎等属湿热下注者。现代研究发现，此方有较强的消炎解毒作用，效果不亚于抗生素。

▶▶▶ 服用八正散的注意事项

这个组方用药侧重于苦寒通利，因为它对应治疗的就是热淋，所以都是寒凉之品。中医还有个叫“劳淋”，就是小便淋沥，尿后下阴部隐痛，肢倦腰酸，缠绵难愈。此证多因尿路感染等病经久失治，或调治失宜，致脾肾两虚而起。若面色㿠白，少气懒言的，为脾气虚；形虚肢冷，脉虚弱的，为肾阳虚；手足心热，舌红，脉细数的，为肾阴虚。说得通俗些，就是反反复复发作的泌尿系感染，总是治不好，患者体质又很弱，一劳累就容易加重病情。那我们就应该辨证治疗，不能闭着眼睛就选这个八正散，如果是一派“虚”证表现，那用了这些寒凉药，就更虚了。

还要注意的是，孕妇一定要慎用，因为孕妇患尿路感染的人也是很多的，使用中药治疗时，也要注意，此方有通利滑泄的药物，一定要谨慎。

七 平胃散——燥湿行气安中焦

▶▶▶ 平胃散的组成和起源

平胃散原载于宋大观元年（公元1107年）由国家药局颁布的制剂规范《太平惠民和剂局方》中，原方为散剂，现代多改为汤剂煎服。

药物组成：苍术15g，姜厚朴、陈皮各9g，炙甘草3～6g，生姜2片，大枣2枚。

本方是治疗湿滞脾胃的基础方，后世有许多健胃除湿的方剂，都是由它扩展演变而来的，因而古人曾将其誉为“治脾圣药”。

方后并注曰：“常服调气暖胃，化宿食，消痰饮，辟风寒冷湿四时非节之气。”可见平胃散不但用于治疗脾胃不和之证，也作为和胃消食的常服保健药。因此，后世医家对此方推崇备至，它已经成为治疗脾胃病的祖方，很多和胃之方均由此方化裁而来。

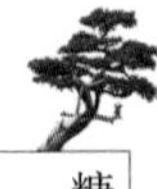

除了平胃散之外，它还有许多别名，如“天下受拜平胃散”（《岭南卫生方》卷中）“神效平胃散”（《保命歌括》卷十九）。从这些别名中我们也可以看出平胃散的功效之大。另外，因方中诸药生用，又有名曰“生料平胃散”。

▶▶▶ 平胃散的巧妙搭配

本方为治疗“里湿”的祖方、代表方剂。苍术辛烈温燥，以燥湿强脾为主药；厚朴苦温辛燥，散满消胀为辅药，二药相结合既能强脾又兼舒肝，不但燥湿和胃，而且理气消胀。由于中湿太过，可致胃气阻滞，故又以陈皮行气开胃而化湿痰，以助健脾而为佐药。

大家从对这三个药的功效介绍可以看出，就是苦辛温燥而芳香行气的药，可以治湿。湿邪就是阴邪，是寒邪，所以要用温药，用燥化、健脾的办法。湿邪伤人，气机不利，所以还要行气。同时要加甘草，既益中焦又和百药，姜、枣亦有助和中之力。

从本方的药味组成来看，从辛、从燥、从苦，能散、能消、能化，对中焦有湿而受阻滞者，确有良效。

▶▶▶ 哪些糖尿病病人适合使用

临床医生一般把平胃散应用于消化道疾病方面，如糖尿病合并慢性胃炎，消化性溃疡，多种急慢性肠炎、胆囊炎、胆石症，功能性消化不良，肠易激综合征等疾病。

其实，平胃散的应用绝不限于消化道疾病中。中医研究“辨证论治”“异病同治”，临床上只要所辨证型相同，即可应用相同的治则及方药进行治疗。因此，临床上证属痰湿内蕴或脾胃湿滞的糖尿病均可应用。我给大家举个例子：林大妈糖尿病10年，一向心宽体胖，还喜欢甜食。但是最近她的脸上有些发黄还比较油，眼泡总是浮肿；很容易出汗，而且汗很黏；总是觉得困倦，还会胸闷，痰多；大便比较软散，小便微浊，特别在梅雨潮湿天气，会觉得周身不爽，总是“黏黏嗒嗒”的。后来经过医生诊断属于痰湿体质，建议用平胃散调理。经过一段时间的调理之后，上述症状明显改善，林大妈明显地有了身轻体健的感觉。

大家都知道，现今随着物质极大丰富，生活水平提高，多数人尤其是居住于城市中的人，他们多是高热量、高油脂、少运动的生活方式。这些高热量、高油脂的食物从中医来讲属于“膏粱厚味”，最易化湿生痰伤脾，并且这种生活方式与现今多种富贵病（如高脂血症、高血压、糖尿病、冠心病、脑动脉硬化）甚至肿瘤的发生都有一定的关系。痰湿聚于中焦，即可出现与林大妈相似的症状，如大腹便便、满面油光、食后腹胀、恶心、大便黏滞不爽、身体沉重、精神不振、嗜睡等。因此，对于患有这种“富贵病”，并且辨证属中焦湿滞的，均可以在平胃散的基础上进行加减应用。

▶▶▶ 服用平胃散的注意事项

本方适用于实证，乃祛邪（湿）之剂，不可作为健脾补虚之品常服，如欲常服必须随症加减。且因方中药多苦温燥，易耗阴血，故孕妇不宜，对于脾土不足及老弱、阴虚之人，亦皆非所宜也。

第二讲
特色成药

一 藿香正气胶囊——风寒暑湿都不要

主要成分：苍术、陈皮、厚朴（姜制）、白芷、茯苓、大腹皮、生半夏、甘草浸膏、广藿香油、紫苏叶油，大枣，生姜。

功能主治：解表化湿，理气和中。用于外感风寒，内伤湿滞，头痛昏重，胸膈痞闷，脘腹胀痛，呕吐泄泻。本品为胶囊剂，内容物为红棕色的颗粒；味甜、微苦。

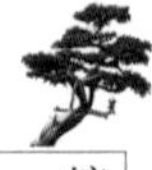

糖尿病患者如果夏秋季感受风寒湿邪，以及四时感冒夹湿，特别是以“湿”为主的感冒，或者是胃肠型感冒，都可以使用该药。

注意事项▸饮食宜清淡。不宜在服药期间同时服用滋补性中成药。有高血压、心脏病、肝病、糖尿病、肾病等慢性病严重者、孕妇或正在接受其他治疗的患者，均应在医师指导下服用。服药3日后症状未改善，或出现吐泻明显，并有其他严重症状时，应去医院就诊。

二 黄葵胶囊——清利湿热毒肿消

主要成分：黄蜀葵花。

功能主治：清利湿热，解毒消肿。本品用于慢性肾炎之湿热证，浮肿、腰痛、蛋白尿、血尿、舌苔黄腻等。

本方由黄蜀葵花一味药组成，为治下焦湿热之水肿、腰痛、蛋白尿、血尿等的有效成药。方中黄蜀葵花为锦葵科植物黄蜀葵的花朵，性味甘寒无毒，有清利湿热、解毒消肿之功，对慢性肾炎之湿热证而见水肿、腰痛、蛋白尿、血尿、舌苔黄腻等症有效。对由糖尿病导致的以蛋白尿升高为主要表现的慢性肾病，临床应用安全、疗效显著，可改善症状，缩短疗程。

注意事项▸孕妇忌服。

三 五苓片——温阳化气利水道

主要成分：泽泻、茯苓、猪苓、桂枝、白术。

功能主治：温阳化气，利湿行水。用于小便不利，水肿腹胀，呕逆泄泻，渴不思饮。本品为淡黄色的片，气香，味淡。

临床常用于糖尿病肾病脾肾阳虚、水湿积聚证。可助其温阳化湿、行气利水，以去浮肿、利小便、健脾肾，疗效颇佳。

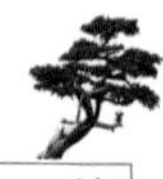

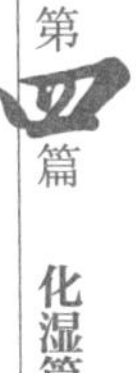

第三讲 单方验方

一 单方

▶▶▶ 苍术——燥湿健脾着痹药

苍术这味药，也是除湿的佳品，但其温燥而辛烈，主要用于寒湿较重的症候，一般以舌苔白腻厚浊作为选用的依据。由于其燥湿力强，湿去除掉，则脾胃得以健运，故称其功用燥湿健脾。临床用治湿阻脾胃，而见脘腹胀满、食欲不振、倦怠乏力、舌苔白腻厚浊等症。苍术还有一个很擅长的功效，就是可以治疗风湿痹证。

我们前面也讲过了，湿邪缠绵，阻止了筋脉，会引起关节疼痛，筋骨不利。很多糖尿病患者，都有关节疼痛的疾病，这时就可以用这个苍术祛湿。此药既可以去“内湿”，又可以去“外湿”，所以被称为“治湿之主药”。

用法用量▸内服：煎汤，3～9g；或入丸、散。

注意事项▸❶阴虚内热，气虚多汗者忌服。❷忌食桃、李、雀肉、菘菜、青鱼。❸ 血虚怯弱及七情气闷者慎用。误服耗气血，燥津液，虚火动而痞闷愈甚。❹ 凡病属阴虚血少、精不足，内热骨蒸，口干唇燥，咳嗽吐痰、吐血，鼻衄，咽塞，便秘滞下者，法咸忌之。肝肾有动气者勿服。

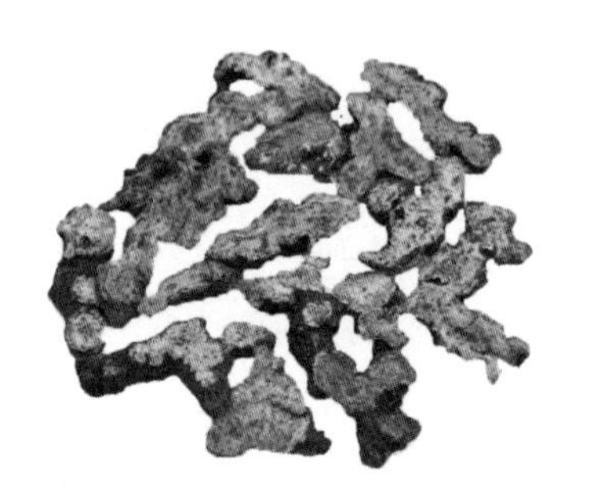
生苍术

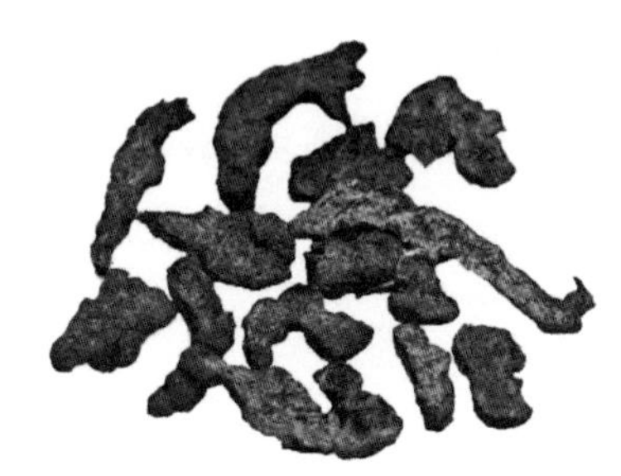
炒苍术

▶▶▶ 豆蔻——化湿消痞温中焦

豆蔻，既是一种调味品，同时也是一味中药。它的功效与作用是非常广泛的，辛，温，归肺经、脾经、胃经，又叫白豆蔻、圆豆蔻、原豆蔻，有化湿消痞、行气温中、开胃消食的功效，可治疗湿浊中阻、不思饮食、湿温初起、胸腹胀痛，食积不消等。

很多人觉得舌苔又厚又白，有口气，胃口很差，那我们可用豆蔻煎水煲汤喝。

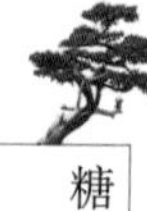

很多书上讲，过多食亦能助脾热，伤肺损目，故阴虚内热，或胃火偏盛，口干口渴，大便燥结者忌食。

很多患者看网上、书上说，这种辛热燥湿的药物糖尿病患者禁止使用，因为会伤阴，糖尿病患者得病都是因为阴虚燥热。

确实如此，如果你发现舌红，苔少，或者舌苔很黄，那就不要用豆蔻。但是如果舌苔白腻，舌苔上附着水，那就是一种寒湿的体质，我们完全不用拘泥，可大胆应用。只不过用的过程中，只要舌头上的白腻苔化掉，就停止使用。

用法用量 ▸ 内服：煎汤，3～6g，宜后下；或入丸、散。

注意事项 ▸ 阴虚血少，津液不足者禁服，无寒湿者慎服。

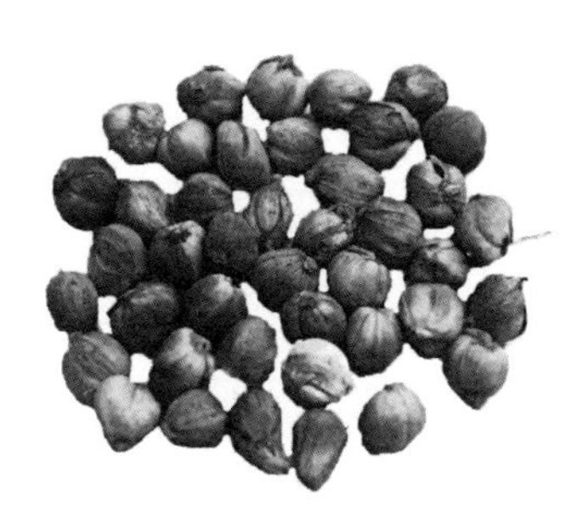

白豆蔻

▶▶▶ 砂仁——醒脾调胃是要药

砂仁，性辛、温，被古人称为“醒脾调胃要药”。因其气味芬芳，可以化湿醒脾，行气温中。现代人饮食不当，因喜食冷饮，贪吃生冷瓜果等寒凉之物，损伤人体阳气，也会导致湿证。湿证还常常与其他因素结合而出现寒湿、暑湿、风湿等症状。凡是湿阻或者气滞所导致的胃脘不适，呕吐胀满，尤其是寒湿气滞的，不妨使用砂仁。

关于砂仁，还有个小故事，在广东西部的阳春市曾发生了一次范围较广的牛瘟。全市境内方圆数百里的耕牛，一头一头地病死，只有金花坑附近一带村庄的耕牛，却没有发病，而且每一头都很强健有力。当地几个老农民感觉事有蹊跷，这一带的牛也没喂什么药，怎么就没有染上牛瘟呢？于是便召集牧童，查问他们每天在哪边放牧？牛吃些什么草？牧童们一个个抢着说：“我们全在金花坑放牧，那儿有一种叶子散发出香味、根部发达、还能结果实的草，牛很喜欢吃。”老农们听后，就和他们一同到金花坑，看见那里长满了这种草，有人将其连根拔起，嚼嚼摘下的几粒果实，很快，一股股带有香、甜、酸、苦、辣的气味就冲入了胃中，令人十分舒畅。

后来有位郎中听说了此事，这种草既然可以治牛瘟，是否也能治人的疾病呢？于是就挖了这种草带回村中，一些因受了风寒导致胃脘胀痛、不思饮食、反复呃逆的人吃了后，很有疗效。于是人们开始大量栽培，久而久之便成为一味常用的中药，这就是“砂仁”的由来。

用法用量▸内服：煎汤，3～6g，后下；或入丸、散。

注意事项▸阴虚有热者禁服。

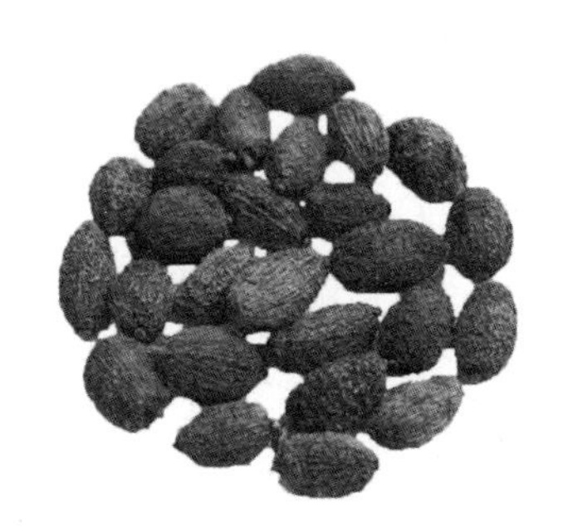

砂仁

▶▶▶ 茯苓——淡渗利湿是个宝

茯苓性甘、淡、平，归心、脾、肾经，可利水渗湿，健脾安神，具有较强的利尿作用，能增加尿中钾、钠、氯等电解质的排出。所以糖尿病肾病的患者，会下肢水肿。中医就会在方药中加入茯苓，利水而不伤正气，凡小便不利、水湿停滞的症候，不论偏于寒湿，或偏于湿热，或属于脾虚湿聚，均可配合应用。此外，还有镇静和降低血糖的作用，可以缓解因肥胖、平日饮食不节导致的痛风，或者局部肌肉、关节轻微的疼痛。另外，还兼有安神养心以及美容作用。所以，有人说茯苓就是个宝。

有个很有名的“茯苓粥”不知道大家是否听说过？是宋代文学家苏轼的弟弟苏辙发现的。苏辙少时多病，夏则脾不胜食，秋则肺不胜寒，久服药不愈。一次，他在和朋友交谈中得知，练气功、食茯苓可治此病。于是他按照朋友所说的做了 1 年，果然痊愈了。此后，他认真研究《神农本草经》等医学著作，并制作了“茯苓粥”。后把此方告诉其父苏洵、其兄苏轼，全家服用。这足以看出长期服用茯苓，可以身强体壮。

用法用量 ▸ 内服：煎汤，10 ~ 15g；或入丸散。

注意事项 ▸ 阴虚而无湿热、虚寒滑精、气虚下陷者慎服。

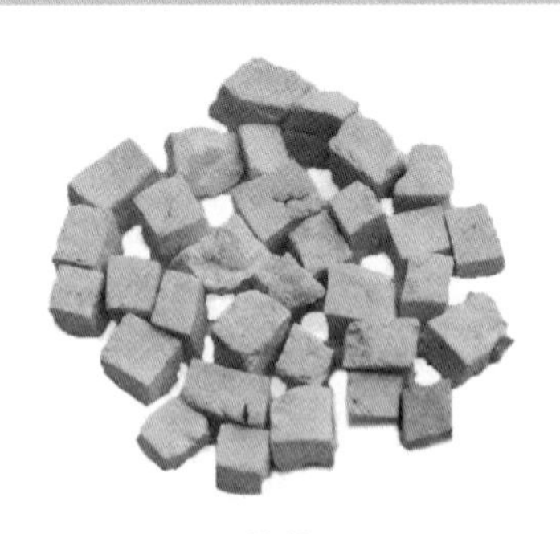

茯苓

▶▶▶ 薏苡仁——利湿健脾癌肿消

薏苡仁又名薏苡、薏仁、六谷米等，性味甘淡微寒。薏苡仁药用最早记载在《神农本草经》，认为薏苡仁可利水消肿、健脾去湿、舒筋除痹、清热排脓，为常用的利水渗湿药，长期服用还可以轻身益气。

薏米在我国栽培历史悠久，是我国古老的药食皆佳的粮种之一。由于薏米的营养价值很高，被誉为“世界禾本科植物之王”；在欧洲，它被称为“生命健康之禾”，在日本最近又被列为防癌食品，因此身价倍增。

薏米具有容易消化吸收的特点，不论用于滋补还是用于医疗，作用都很缓和。由于它有利湿消肿的作用，所以也常用来治疗肥胖症，很多糖尿病患者都是大胖子，而且是所谓的“虚胖”，吃得不多，但体重直线上升，身体困重，肌肉松弛，那就可以经常服用薏苡仁，因为这种体质就是我们中医所讲的“脾虚湿盛”。

薏苡仁之所以受到欢迎，老少皆宜，还因为它是个宝，具有降低血脂、防癌抗癌、促进新陈代谢、美白肌肤、养护头发、治疗脚气病等多种功效。值得注意的是，脾虚腹泻的人群可把薏苡仁先炒熟后再食用，其效果更佳。由于薏苡仁擅长利湿，因此，热病后津液耗损，或者平素阴虚、阴虚火旺的人群慎用。

用法用量▸内服：煎汤，10～30g；或入丸、散，浸酒，煮粥，作羹。

注意事项▸本品力缓，宜多服久服。脾虚无湿、大便燥结及孕妇慎服。

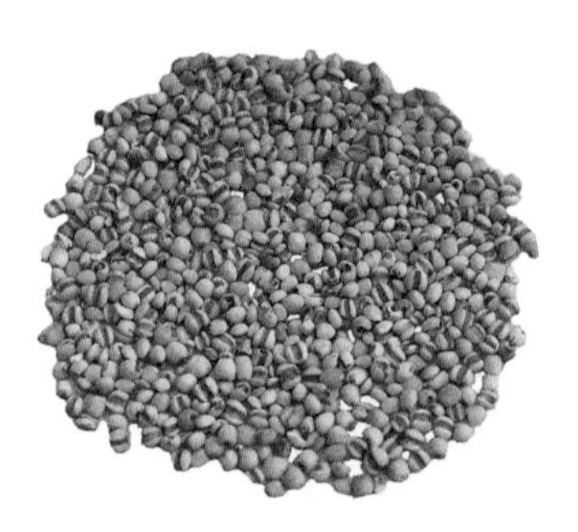

薏苡仁

▶▶▶ 玉米须——利水消肿降三高

夏季吃玉米，大家都爱光煮玉米，把玉米须扔掉。专家指出，这其实是浪费。在中药里，玉米须又称“龙须”，性甘平，有广泛的预防保健用途。把留着须的玉米放进锅内煮，熟后把汤水倒出，就是“龙须茶”。

“龙须茶”口感不错，喝下去甜丝丝的，又经济实惠，可以做全家的保健茶。龙须茶有凉血、泻热的功效，可去体内的湿热之气，还能利水、消肿。高血糖、高血脂、高血压的患者喝了，可以降糖、降脂、降压。

中医认为，玉米须，能利水消肿，泄热，平肝利胆，还能抗过敏，治疗肾炎、水肿、肝炎、高血压、胆囊炎、胆结石、糖尿病、鼻窦炎、乳腺炎等。玉米须有利尿作用，可以增加氯化物排出量，所以对各种原因引起的水肿都有一定的疗效，它可以用于治疗糖尿病肾病，但作用不是太强。

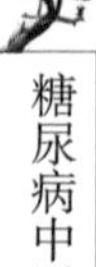

用法用量 ▸ 内服：煎汤，15～30g；大剂量 60～90g；或烧存性研末。

注意事项 ▸ 煮食去苞须；不作药用时慎服，作保健茶饮时请咨询中医师。

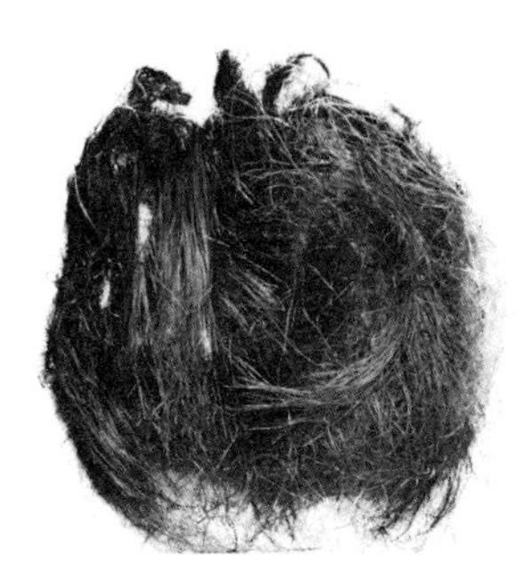

玉米须

二 验方

▶▶▶ 香兰凉茶——解暑化湿胃口好

成分：藿香 9g、佩兰 9g、茶叶 6g，一起放茶壶中，用 500 毫升开水冲溶，上盖闷 5 分钟，冷却待饮。

功效：解热祛风，清暑化湿，开胃止呕。有助于预防中暑，适用于糖尿病风热感冒初期的患者，但阴虚火旺的患者不宜饮用。

▶▶▶ 清热去湿茶——肠胃湿热用之妙

成分：金银花 15g、木棉花 30g、槐花 10g、火炭母

30g、山栀子15g、绵茵陈15g、扁豆30g、枳壳15g、山楂15g、藿香10g、蒲公英15g，放1000毫升开水冲溶，上盖闷，灌在茶壶里随时可饮用。

功效：清热去湿。适用于糖尿病患者伴见肠胃湿热证，常见疲倦乏力，昏昏欲睡，胃口不好，腹胀或痛，口臭，口腔溃疡，牙肉肿痛，或有湿疹，皮肤瘙痒，大便硬或烂，小便黄，舌苔黄厚等。

▶▶▶ 豆香茶——化湿行气胃胀消

成分：豆蔻3g、砂仁3g、木香5g、藿香5g。将豆蔻、砂仁砸碎，木香切成小碎块，与藿香一起置入茶杯内，倒入刚沸的开水，盖严杯盖，浸泡15分钟左右即可代茶饮，可反复加入沸水浸泡数次，直至无味，每日上、下午各泡服1剂。

功效：化湿行气。很多糖尿病患者经常有胃部胀满、恶心呕吐、不想吃饭、嗳气的毛病，可以饮用此茶。

▶▶▶ 薏荷茶——化湿健脾脂浊逃

成分：薏苡仁1000g、荷叶800g、山楂100g，陈皮500g。薏仁炒熟后磨成粗粉，荷叶、生山楂、橘皮皆研磨成粗末。将上述四种材料均匀混合，分成100份，置于可供冲泡的纸袋中。用沸水冲泡，可长期饮用。

功效：化湿健脾。特别适用于治疗糖尿病合并高血脂、脂肪肝者。

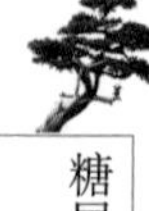

▶▶▶ 健脾除湿汤——湿疹糖足服之效

成分：生薏苡仁20g、生扁豆20g、山药15g、芡实40g、枳壳6g、萆薢10g、黄柏10g、白术10g、大豆黄卷15g，水煎40分钟，早、晚各1剂。

功效：健脾除湿利水。此方主治糖尿病合并慢性湿疹、糖尿病足引起的溃烂，慢性足癣渗出液较多者，下肢浮肿等脾虚湿盛引起的慢性渗出性皮肤外科疾病。方中薏苡仁、生扁豆、山药、芡实、白术、茯苓健脾利湿；黄柏、萆藓清热利湿；大豆黄卷健脾除湿。脾被湿困则湿盛，脾健湿运则病自去。

▶▶▶ 薏苡仁车前草饮——清热利湿泻淋好

成分：薏苡仁10g、车前草15g（鲜品30g）。上2味洗净，放入砂锅，加适量清水，大火煮沸，小火熬煮20分钟，去渣留汁，当茶饮用。

功效：清热利湿通淋。适用于湿热腹泻、泌尿系感染等人群食用。大家都知道，糖尿病患者容易引起尿路感染，特别是患有糖尿病的女性，尿中含有较多的葡萄糖，某些细菌在含糖量较高的尿液中容易繁殖，加之女性尿道短，就更容易引起尿路感染，常年反复，小便频多，痛苦不堪。有的患者自己在家乱服抗生素，结果越治越严重。这个小验方，针对尿路感染可以服用。薏苡仁配车前草起到一个清热利湿的作用。如果是慢性尿路感染，可以在此方基础上加入山药、山茱萸，在清热利湿的基础上，配合补肾健脾，可起到扶正祛邪、标本兼顾的作用。

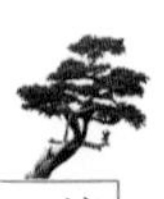

第四讲 食养调护

前面讲了那么多的中药，很多老糖友会问，我平时吃些什么食物可以达到祛湿的效果呢？这里就推荐一些可以祛湿的食物，很多都是“药食同源”，就是既可以当食物吃，又可以当药物治病，以下列举的，都是老百姓平素逛的菜场里、家里饭桌上能见到的食物，简单易得。

一 单个食物

▶▶▶ 白扁豆——健脾除湿长寿到

首推的就是“长寿豆”大白扁豆。补脾除湿效果极其理想，就是不容易熟，可以用高压锅煮，提前泡一下更容易软烂。既除湿又富含营养，可谓一举两得哦！做粥喝，或者白扁豆泥都是不错的，做法一般很简单，属于药食同源的好东西。

▶▶▶ 红豆——补血除湿食兼药

红豆可以补血，亦可以除湿。用红豆煮水喝，或者加上黑豆和绿豆一起煮水，可以很好地排出体内的湿气。红豆还可以做豆沙，做稀饭，做甜品。

有不少朋友搞不清楚红豆与赤小豆的区别。赤小豆，个头较小，呈细长形，有红有黑，红如朱，黑如漆。红豆，个头稍大，呈圆柱状，表面为暗棕红色，就是常用来做豆沙的豆子。两者都有除湿的功效，但是红豆还能补血，赤小豆就没有补血的作用了。这里教大家一个简单的方法来分辨红豆与赤小豆：赤小豆个头小，捏一捏，比较坚硬；红豆个头大一些，捏一捏，质地比较松散。

▶▶▶ 薏米——渗湿健脾防癌效

好的薏米有一种药的味道，没有霉味也没有长毛。薏米可以和红豆煮粥，就是单纯的薏米加红豆，而不要加上大米，喝水吃豆子，长期坚持就会有效果了。再者可以把薏米洗净晾干用锅炒，铁锅干炒，就像炒芝麻那样炒好就ok了。单独吃薏米或者家里有粉碎机的打磨成粉，可以像芝麻糊一样冲着喝，比煮粥效果更胜一筹。

▶▶▶ 冬瓜——清热利水浮肿消

冬瓜是蔬菜里除湿最好的，冬瓜味甘、淡，性凉，入肺、大肠和膀胱经。中医认为，有清热利水、消肿解毒、生津除烦的食疗功效，但是性寒凉不适宜生吃，可以用来炖汤喝。岭南家庭每至夏季必定煲老冬瓜汤，可治疗由于暑湿引起的发热、头痛或头重、大小便不通畅。冬瓜红豆汤、冬瓜海带汤都很好喝，少盐、少油清淡的汤最能

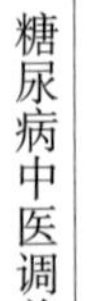

除湿，切记不要过于厚重的口味。冬瓜含糖量低、水分含量较高，能利水消肿，去掉过度堆积的体脂，对糖尿病、冠心病、动脉硬化、高血压及肥胖病患者有良好的治疗作用。冬瓜中含钠量较低，也是糖尿病肾病、浮肿患者理想的瓜蔬。

▶▶▶ 山药——健脾益气味道好

山药并没有直接除湿的功效，但是山药可以补脾，间接地可以让体内湿气排出。山药可以炒着吃，炖菜吃，还可以做点心吃，蒸熟蘸白糖也可以。铁棍山药比较好，属于药食两用的，补脾效果更好一些，而且还可以补气，比普通的家用山药更好。

▶▶▶ 绿豆芽——清热解毒除湿效

绿豆芽的营养价值也毫不逊色，它不仅含有蛋白质、胡萝卜素、钙、磷、铁等多种矿物质，而且还含有丰富的维生素，特别是维生素C的含量尤其丰富。虽然绿豆芽、黄豆芽均性寒味甘，但功效不同。绿豆芽具有清热解毒、利尿除湿的作用，适用于饮酒过度、湿热郁滞、口干口渴、小便赤热、便秘、目赤肿痛等患者食用。

▶▶▶ 黄花菜——一菜多能好味道

黄花菜是一种多年生草本植物的花蕾，味鲜质嫩，营养丰富，含有丰富的花粉、糖、蛋白质、维生素C、钙、脂肪、胡萝卜素、氨基酸等人体所必需的营养成分，其所含的胡萝卜素甚至超过西红柿的几倍，有清热、利湿、利尿、健胃消食、明目、安神、止血、通乳、消肿等功效。

▶▶▶ 香菇——补气祛湿显功效

香菇是“四大山珍”之一，有“植物皇后”“素中之肉”之称，是颇受称赞的药膳。香菇性味甘平，归肝经和胃经，对于气血亏虚、不耐劳累等有调理作用。尤其是野生的香菇，补气祛湿的功效更为明显。因为野香菇多生长于山坡之上较为潮湿的地方，因此对于湿气有很强的防御力，其祛湿功能主要来源于此。此外，香菇还有益气滋阴、养胃润肺、治风化痰的功效。

▶▶▶ 荠菜——利水消肿明目窍

性甘、凉，归肝经、胃经，可以利水消肿、清肝明目、止血。本品可以治疗糖尿病水湿内停引起的水肿，目赤涩痛。同时高脂血症、高血压、冠心病、肥胖症、肠癌及痔疮等病症患者也宜食。荠菜可炒食、凉拌、做菜馅、菜羹，食用方法多样，风味特殊。

二 药膳

▶▶▶ 猪胰煮小米山药粥——健脾益气除湿效

猪胰 1 个、小米 100g、山药 20g，共煮粥当早餐。将整条猪胰子一分为二，取其一，切成薄片，加山药（也切成薄片，干鲜山药均可），放在一起煮汤，20 分钟后取下，放凉即可服用（不加任何佐料和盐）。汤白色如大米汤，微腥，日服 1 次，每次半碗。投一次料可煮 2 次或 3 次，连服 1～3 个月。

猪胰即猪胰脏。《本草纲目》记载：猪胰味甘性平，入肺经、脾经，具有益肺、补脾、润燥功效。民间用于治疗糖尿病。小米即粟米，性凉、味甘、咸，归肾、脾、胃经。小米含有丰富的铁、钙、锌、硒、磷、镁等元素，可调节血糖水平。中医认为，小米粥有清热解渴、健胃除湿的功效，适合糖尿病患者经常食用。配合山药，起到健脾作用。此粥可起到健脾益气除湿的作用，适用于糖尿病脾胃虚弱引起的湿邪停滞。

▶▶▶ 淮山薏米莲子粥——健脾化湿治食少

淮山药、薏米各 30g，莲子肉 15g、大枣 10 枚、小米 60g，淘洗干净后与小米共煮成粥，熟后即成。此粥健脾益气，适用于糖尿病脾胃虚弱，食少纳差，肢体无力者。

▶▶▶ 淮山芡实薏米汤——健脾祛湿抗疲劳

淮山药 15g、芡实 15g、炒薏米 15g、炒扁豆 15g、黄芪 12g、白术 10g、猪排骨 200g。先用水浸泡淮山药，以去掉硫黄之味。扁豆、薏米用锅炒至微黄，猪排骨洗净血污并斩件，芡实、黄芪、白术用清水洗净，然后将全部用料放进汤煲内，用中火煲 1.5 小时，调味即可。此汤有健脾醒胃、祛湿抗疲劳作用，对于糖尿病脾虚湿重、精神不振者尤宜。

▶▶▶ 玉米须猪苓牛肉汤——清热利湿肢肿消

玉米须30g、猪苓10g、生薏苡仁30g、陈皮5g、黑豆50g、牛肉100g、生姜10g、大枣10枚。将牛肉洗净，切成小块。其余用料洗净，全部用料一同放入砂锅，加适量水，小火煮2小时，加精盐调味即成。可清热利湿、健脾益气。用于糖尿病脾肾两虚、湿热内蕴见尿少、浮肿者。

▶▶▶ 苓术荷叶粥——解暑祛湿土虚疗

茯苓15g、淮山药30g、白术15g、砂仁5g、粳米200g，剪碎的荷叶1张（或干品30g）。将茯苓、淮山、白术、砂仁、荷叶洗净，加适量水，先浸泡30分钟，大火煮沸后小火熬煮30分钟，去渣留汁，与淘洗干净的粳米一起放入砂锅内，加适量清水，小火熬煮成粥，可健脾和胃、祛湿解暑。用于糖尿病脾胃虚弱、湿邪内蕴者。

▶▶▶ 陈皮冬瓜二豆粥——健脾祛湿暑可消

冬瓜250g、陈皮5g、扁豆30g、黑豆30g。将冬瓜洗净去皮切片，与洗净的陈皮、扁豆、黑豆同入锅中，加适量清水，用小火煮至两种豆子都熟烂了，调入精盐即成。可健脾祛湿、消暑，用于糖尿病脾虚湿蕴或外感暑湿者。

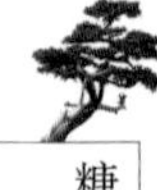

▶▶▶ 祛寒湿汤——祛湿温阳身体好

可选用草豆蔻10g、扁豆30g、玉米100g、茯苓50g、高良姜15g等煲猪瘦肉或猪骨，温阳化湿。具有很好的祛湿、温阳功效，用于糖尿病阳气亏虚、水湿内蕴者。

▶▶▶ 胡椒根煲仔汤——温散通络麻木效

胡椒根25g，淮山药和芡实各40g，猪排骨5块，生姜3片。胡椒根、淮山药、芡实洗净，猪排骨选用偏瘦的，洗净，与药材、生姜一起放入炖盅里，加冷开水1500毫升（约6碗量），加盖炖3小时，进饮时下盐便可。

胡椒根为胡椒科植物胡椒的根，盛产于海南岛、东南亚以及两广地区，是当地广为流传的民间药膳食疗良方。其气味辛辣，辛热温散、温胃散寒、止胃痛，又具有温通经络、祛除风湿的功效，对于很多糖尿病患者周围神经性病变引起的手足麻木、腰酸背痛，都有很好的治疗效果。

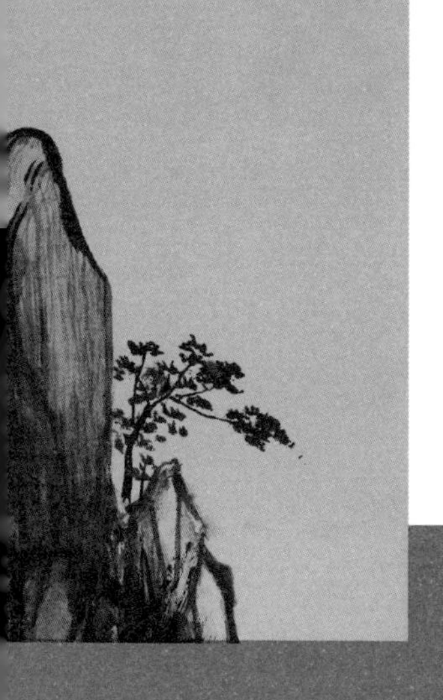

第五篇 活血篇

糖尿病发展到一定阶段就会出现并发症，引起血管、神经等病变，如糖尿病周围神经病变、糖尿病肾病、糖尿病足等。中医认为，血瘀贯穿糖尿病始终，因虚致瘀、因湿致瘀、因燥致瘀、血瘀络阻是本病的重要病机。中医讲“不通则痛”，血瘀经脉，可表现为四肢麻木、疼痛等症状，故活血化瘀通络类中药为主的药物在糖尿病及其并发症的治疗中越来越受到重视，正确应用活血祛瘀法对改善糖尿病症状有积极治疗作用。本篇将从活血化瘀类经方、中成药、单方验方及饮食治疗等方面来讲述。

第一讲
经典方剂

一 桃核承气汤——泄热逐瘀蓄血安

▶▶▶ 桃核承气汤的组成和起源

桃核承气汤（另有“桃仁承气汤”一方，与本方差一字，但组成不同，是后世温病方）出自《伤寒论》，话说关于这本书的流传还颇多曲折。

东汉末年的医圣张仲景呕心沥血编著了一本《伤寒杂病论》，堪称医学奇书，但那个时代只能靠手抄留世，当时正值战乱，该书几经遗失遗漏。

到了晋朝，《伤寒杂病论》的命运史中出现了第一个关键人物，他就是当时的太医令，名叫王叔和，他在偶然的机会中见到了这本书，但已是断简残章，王叔和读着这本断断续续的奇书，兴奋难耐，遂利用太医令的身份，全力搜集《伤寒杂病论》的各种抄本，并最终找全了关于伤寒的部分，加以整理，命名为《伤寒论》。之后该书在民间广泛流传，被后代医家推崇备至，列为我国中医四大经典之一，至今仍是，甚至名流海外，张仲景也被世人冠以“医圣”的称号。

该方由五味药组成：桃仁 12g（去皮、尖）、大黄 12g、桂枝（去皮）6g、炙甘草 6g、芒硝 6g，剂量皆是常规剂量，前四味，以水七升，煮取二升半，去滓，纳芒硝，更上火，微沸，下火，先食温服五合，日三服，当微利。

▶▶▶ 桃核承气汤的巧妙搭配

桃核承气汤有泄热逐瘀之功，糖尿病血瘀脉络、瘀热互结者亦可用，并可根据具体情况以该方为主进行加减。方中桃仁活血化瘀，大黄下瘀泄热，是为君药；桂枝活血通络，芒硝泄热软坚，是为臣；炙甘草甘平和中，缓和硝、黄峻攻之性，为佐使药，诸药相配，共奏泄热逐瘀之效。大黄、芒硝有泻下的作用，大便偏稀者慎用。

▶▶▶ 哪些糖尿病病人适合使用

该方本是治疗下焦蓄血证的主方，临床表现为腹痛、痛经，大便干结，小便自利，甚至发狂、烦躁、胡言乱语等，也可用于急性盆腔炎、附件炎等。

关于该方的使用，北京中医药大学郝万山教授有一则医案，讲的是一位 20 多岁的姑娘每到月经来的时候就烦躁易怒，不能控制自己的情绪，或大吵大闹，或乱跑乱跳，甚至光着脚丫在马路跑都有，月经一结束则跟正常人一样，到各大医院就诊治疗都无好转，西医诊断为周期性精神分裂症。郝教授详细问其经期情况，得知月经期间还有腹痛、腰痛，心烦气躁，口苦，大便干，郝老斟酌后予桃核承气汤，嘱其快来月经前有上述症状时即服，3付之后，没想到女孩的月经来了，大便也通畅了许多，在郝老的医嘱下服该方，躁狂的症状也控制了。

有人会问既然这个方是通经逐瘀的，糖尿病患者该怎么用呢？中医治病原则是辨证论治，证同则治同，意思是说只要临床证型一致，那么治疗原则就是一致的，有是证即用是方。《类聚方广义》言该方“打扑疼痛，不能转利，二便闭涩者亦良”。所以糖尿病血瘀脉络、瘀热互结者可用此方为主加减，临床表现为肢体麻木或疼痛，肌肤甲错，心烦气躁，舌紫暗或瘀斑，脉弦或涩。

糖尿病患者夹瘀者极为普遍，糖尿病的早、中、晚期均可见，尤其是糖尿病周围神经病变者，且糖尿病患者多表现为阴伤，“阴虚则热”，但该热是虚热，方中大黄、芒硝性猛峻，有通便的作用，身体虚弱者需慎用，尤其是经常腹泻的更不能随便用，若是有大便干燥、便秘的情况，可根据具体情况加用。

讲到这笔者不得不提一例临床碰到的案例。一位中老

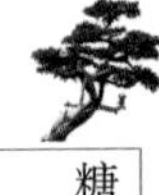

年男性患者，糖尿病10余年，血糖控制马马虎虎，自觉下肢麻木，偶有疼痛，长期便秘，观其舌脉，舌暗红苔黄腻，脉涩。此即明显有瘀热、经络不通的表现，结合患者的其他表现，予桃仁承气汤去桂枝，炙甘草改为生甘草，加红花、鸡血藤等活血通络及玄参、知母等滋阴之品，服药1个月后自觉下肢麻木、疼痛症状明显改善，便秘也解决了。

▶▶▶ 服用该方的注意事项

《伤寒论》中讲“太阳病不解，热结膀胱，其人如狂，血自下，下者愈。其外不解者，尚未可攻，常先解其外；外解已，但少腹急结者，乃可攻之，宜桃核承气汤。”

所以如果有伤风、感冒、咳嗽、发热等症状还未愈时，不宜用，以免助邪入里。体质虚弱者慎用，月经期间及怀孕者忌用。大便稀溏、腹泻者慎用。

二 补阳还五汤——益气活血古名方

▶▶▶ 补阳还五汤的组成与起源

补阳还五汤出自清代名医王清任的《医林改错》，是补气活血通络、治疗气滞血瘀之中风的千古名方。

该方共有七味药，剂量分别为黄芪120g、当归尾6g、赤芍5g、地龙3g、川芎3g、红花3g、桃仁3g，水煎服。

话说这补阳还五汤的创立、名字的由来还有一段来由。相传清代嘉庆年间，军机大臣卢荫溥突发中风，经过治疗脱离危险，但仍然有半身不遂、口角流涎、语言不利、小便失禁等症状，皇上派来的太医久治无效，家人到处求医无门，焦急万分，此时有人推荐在京城菜市口一带悬壶的王清任。卢家虽心中忐忑不安，也只能硬着头皮去请，王清任应邀前往查看，四诊之后，正胸有成竹地准备下方。这时，卢荫溥还是不太放心，结结巴巴地问："依你之见，以前服用的药方是否恰当？"

王清任边看太医的药方边说："当归通经活络，赤芍和川芎养血活血，红花和桃仁活血祛瘀，地龙化瘀通络，的确是可以活血通络的方子。"

家人又问："可是我们家老爷服了这些药，却没有什么效果，那又是什么原因呢？"

王清任不慌不忙地回答："因这个方子缺少了君药，方无主药，怎么能见效呢？人体的五脏功能依赖气血的运行，气为阳，血为阴，阴阳调和则人体正常无病。病者属中风之后遗症，多因气虚无力推动血液运行，气滞血瘀所致。该方缺一味黄芪，故缺乏补阳之动力药，如果重用黄芪，气行则血行，身体才可能渐渐恢复健康啊。”

王清任这一翻话说得是头头是道，而又浅显易懂，所以，卢荫溥和家人听后是连称高明。于是，果断遵王清任改方，加用了大剂量的黄芪，才用了3剂，症状就开始见到好转。服药半个月后，便可下床慢慢走路，又通过王清任开方调理。外加功能锻炼，卢荫溥的中风后遗症也逐渐趋于康复。

事后，太医院胡太医对王清任精湛的医术佩服得五体投地，特地登门求教：“请问你拟的方叫什么名字？”

王清任道：“人体阳气有十成，左右各五成。如果一侧肢体出现偏废，那么就丧失了五成的阳气。我拟的这首方意在补还五成之阳，所以取名为‘补阳还五汤’”。

胡太医无言以对，甚感学识过浅，对王清任的医术更是钦佩了。

王清任生于乾隆三十三年，曾为“武痒生”，被封为“千总”的职位，其性情光明磊落，精通医术。约20岁开始行医，曾游历滦州、奉天等地，后长期居住于北京，他的医疗技术“名噪京师”。王氏治学严谨朴实，著《医林改错》，书中所创诸活血逐瘀药方，多为后世医家所崇。

▶▶▶ 补阳还五汤的巧妙搭配

方中重用黄芪，大补元气，使气旺则血行，瘀消而不伤正，为君药。配以当归活血和血，且有化瘀不伤血之妙，是为臣药。当归、赤芍、桃仁、红花助当归尾活血祛瘀；地龙长于行散走窜，通经活络，均为佐药。各药合用，使气足以推动血行，瘀去络通。本方以大剂补气药配以少量活血通络之品（黄芪5倍于行血药之总量），使元气大振，鼓动血行，活血而不伤血，共奏补气活血通络之功。故可用于气滞血瘀之中风表现为半身不遂，口眼㖞斜，语言謇涩，口角流涎，小便频数或遗尿不止，舌暗淡，苔白，脉缓等症状。

▶▶▶ 哪些糖尿病病人适合使用

王清任创立补阳还五汤是用来治疗中风半身不遂，现代多运用于脑梗死、脑血栓形成、脑动脉粥样硬化症等，根据制方特点，同样适用于糖尿病气虚血瘀脉络证。但用于治疗糖尿病气虚血瘀脉络证时需注意方中黄芪的用量，临床上往往黄芪并未轻易用到120g这样的大剂量，宜小剂量开始逐渐加量。黄芪被尊为补气药之长老，为补气上品药，在古代黄芪实际上被写作“黄耆”，耆是老的意思，黄芪为诸药补气之最，所以有耆的说法。

据《新唐书》记载，唐代许胤宗在任参军之职时，遇柳太后病中风，口噤不能说话，脉沉。许胤宗认为太后是

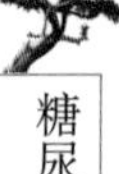

阳气虚，气血不能流通，由于已经不能口服药物，就用黄芪、防风二味中药煎成热汤放在床下，以薰蒸法薰口鼻、皮肤，一天之后太后即苏醒，后来逐渐痊愈。这则小故事说明黄芪对气虚血瘀证很有效果，并且其补气的力量巨大。其实不难理解，中医讲“气行则血行”，活血化瘀要靠气来推动就是这个道理。

临床上糖尿病患者气虚血瘀者甚多。笔者举一例临床碰到的案例，是一位40余岁的妇女，发现有糖尿病已有5年余，自觉疲乏无力，口干舌燥，皮肤干燥瘙痒，左足麻木疼痛，夜间较明显，双手掌指也有麻木不适的感觉，到医院查空腹血糖6.5mmol/L，餐后2小时血糖8.3mmol/L，血糖控制情况尚可，查看患者舌苔脉象，舌暗，苔少，脉弱。这些表现皆为气虚血瘀之证，予补阳还五汤去地龙，黄芪减量，再加入石斛、沙参等滋阴之品，酸枣仁、合欢皮等安神之药，服药2周后，症状得到了明显改善，继续服用2个月，自觉麻木疼痛的症状明显好转，人也精神多了，睡觉也安稳了。

▶▶▶ 服用该方的注意事项

方中重用黄芪为君，剂量偏大，是因为素体元气极度亏虚，但治疗糖尿病气虚血瘀脉络证时要减黄芪用量，宜常规剂量，从小剂量开始逐渐加量，根据具体病情调整，以免大补过量患者难以承受。此外，该方是适用于有虚证表现的患者，尤其是气虚，正气未虚者慎用，对于血瘀脉络的实证不宜使用。

使用本方时患者应神志清醒，无出血的情况，脉缓弱者为宜。使用本方需久服缓治，疗效方显著。

高血压患者本方也可运用，但正气未虚者慎用，阴虚阳亢，或阴虚血热，或风、火、痰、湿等余邪未尽者，均忌用。

三　血府逐瘀汤——气滞血瘀服之康

▶▶▶ 血府逐瘀汤的起源与组成

血府逐瘀汤是清代名医王清任《医林改错》中的名方，乃为其诸多祛瘀汤（通窍活血汤、膈下逐瘀汤、身痛逐瘀汤等）中所治症目最多的一方。

说到此，笔者不得不又要说明一下，因为王清任创立了著名的“瘀血说”，他的《医林改错》还是一部几百年来令医学界争论不休的书。

该书主要阐述了两个观点。一是“改错”，它认为我国古代医书对人体脏腑的位置、大小、重量的描述并不确切，他曾在瘟疫流行的灾区观察未掩埋的尸体300多例，逐一进行解剖，绘制了大量的脏腑图。他认为前世许多医书的讲法不正确，须改正，故书名便为《医林改错》，这在当时无疑是对权威的一种挑战，毕竟他是对中华几千年

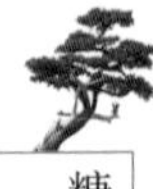

的医学传统提出质疑，实在可以说是大胆。另一方面他阐述了对人体气血的特殊认识。他认为气血皆是人体生命的源泉，但同时也是致病因素，瘀血是由于正气虚，无力推动造成的，故血瘀皆属虚中夹实。故他倡导“补气活血”和“逐瘀活血”两大法则，这就是他著名的“瘀血说”。

而血府逐瘀汤就是王清任的得意之作。该方原为治瘀血内阻胸部，气机失畅以致胸痛、胸闷之剂。王清任认为隔膜的低处，且如池，满腔存血，名曰“血府”。于是根据“血府”可以产生“血瘀”的理论，创立此方。该方从桃红四物汤化裁而来，不仅可行血分之瘀滞，又可解气分之郁结，活血而不耗血，祛瘀又能生新，使“血府”之瘀逐去而气机畅通，从而诸证悉除，故名“血府逐瘀汤”。

血府逐瘀汤共由 11 味中药组成：桃仁 12g，红花、当归、生地黄、牛膝各 9g，川芎、桔梗各 5g，赤芍、枳壳各 6g，柴胡、甘草各 3g，水煎服。

▶▶▶ 血府逐瘀汤的巧妙搭配

血府逐瘀汤乃桃红四物汤与四逆散合方加桔梗、牛膝而成。桃红四物汤养血活血化瘀；四逆散行气疏肝解郁；桔梗入肺经，开胸理气；牛膝引血下行。方中桃仁破血行瘀，红花活血破瘀，川芎行气活血，赤芍散瘀活血止痛，四药相得益彰，共奏活血逐瘀止痛之效；柴胡疏肝解郁，枳壳善行胸中气滞，气行则血行；桔梗开宣肺气，与枳壳相伍开胸散结，能载药直达“血府”以逐瘀；牛膝通利血脉，引血下行，以利瘀血消除；当归养血活血，生地黄养阴润燥（兼清瘀热），甘草和中以防祛瘀药之破泄、理气药之辛散而耗伤阴血。全方气血兼顾、活中寓养、升降同施，能促进气血运行，具有活血化瘀、行气止痛的功效。

▶▶▶ 哪些糖尿病病人适合使用

该方有活血祛瘀、行气止痛的功效，主治胸中血瘀，证见胸痛、头痛日久不愈，痛如针刺而有定处，或呃逆日久不止，或饮水即呛，干呕，或内热郁闷，或心悸怔忡，失眠多梦，急躁易怒，入暮潮热，唇暗或两目暗黑，舌质暗红，或舌有瘀斑、瘀点，脉涩或弦紧。本方活血祛瘀而不伤正、疏肝理气而不耗气，达到活血祛瘀、行气止痛之功。

糖尿病患者气滞血瘀证兼有胸腹气机不畅者适宜此方，症见肢体麻木或疼痛，肌肤甲错，胃腹胀满，急躁易怒，心烦气躁，心悸怔忡，失眠多梦，舌紫暗或瘀斑，脉弦或涩。现代研究显示：将血府逐瘀汤用于证型适合的2型糖尿病患者，发现其对肾功能及尿蛋白情况也有较好的改善。该方对糖尿病并发症，如糖尿病肾病、糖尿病周

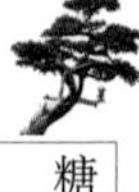

围神经病变、血脂异常等，效果均较好。

▶▶▶ 服用该方的注意事项

由于方中活血祛瘀药较多，活血祛瘀作用较强，故孕妇忌用，以免堕胎。女性患者月经期间不宜继续服用。无瘀血的情况慎用，有出血的情况不适用。

该方有理气药，病位偏于胸中，故适用于兼有气机不畅的情况，使用时需注意。

四 桃红四物汤——养血活血促循环

▶▶▶ 桃红四物汤的起源与组成

“桃红四物汤”其实是由“四物汤”演化而来的，四物汤出自晚唐蔺道人的《仙授理伤续断秘方》，最早见于宋朝医典《太平惠民和剂局方》，它具有补血、活血、行血三重功效，被誉为妇科圣药。四物汤，顾名思义，方中仅有四味药，白芍、当归、川芎、熟地黄。四物汤加桃仁、红花，即是桃红四物汤，故也称加味四物汤。桃红四物汤原本是元明时期著作《玉机微义》转引的《医垒元戎》中的一个方子，这一方名真正始见于清代的《医宗金鉴》。

关于该方的创立还有一段有趣的传闻，相传元代名医朱丹溪出游路过桃花坞，见当地女子个个面若桃花、白里透红，在经过一番调查之后，他发现当地的女子都爱喝一种桃红汤。朱丹溪随即研究了桃红汤的成分，发现里面有桃仁，还有红花，桃仁能健身心、养容颜，红花更能去暗黄、美白肌肤。受此启发，朱丹溪便创出了一个美容养颜的妙方，叫作“桃红四物汤”。

这里所讲的“桃红四物汤”，是朱丹溪根据晚唐蔺道人在《仙授理伤续断秘方》中提到的“四物汤”改进而来。

桃红四物汤组成：熟地黄 15 克、当归 15 克、白芍 10 克、川芎 8 克、桃仁 9 克、红花 6 克，水煎服，剂量均是常规剂量。

▶▶▶ 桃红四物汤的巧妙搭配

桃红四物汤以祛瘀为核心，辅以养血、行气。方中以强劲的破血之品桃仁、红花为主，力主活血化瘀；以甘温之熟地黄、当归滋阴补肝、养血调经；芍药养血和营，以增补血之力；川芎活血行气、调畅气血，以助活血之功。全方重用祛瘀之品，轻用补血之药，配伍得当，使瘀血祛、新血生、气机畅，化瘀生新是该方的显著特点。

▶▶▶ 哪些糖尿病病人适合使用

桃红四物汤为调经要方之一，该方可养血活血，主治妇女血虚兼有瘀血的月经不调，症见月经超前、经血量多有块、色紫稠黏、腹痛等。糖尿病患者兼血虚血瘀，症见肢体麻木或疼痛，下肢紫暗，月经不调，面色无华，头晕目眩，失眠，唇舌紫暗，舌有瘀斑或舌下青筋显露，苔薄白，脉涩等亦适用。糖尿病患者夹有血瘀证很常见，糖尿病的并发症（如周围神经病变、糖尿病肾病等）也常见血瘀的情况，故糖尿病患者符合营血虚滞证的表现，即可以该方为主进行辨证使用。该方对改善面色苍白、皮肤粗糙也有好处。

在此笔者举一个临床病例。女性，48 岁，糖尿病 3 年，月经不调，时延期而至，至而量少，现在已 2 个月未来潮，面色无华，偶有头晕，四肢偶见麻木，舌质晦暗，苔薄，脉涩。此为营血虚滞的表现，结合糖尿病史，拟桃红四物汤加减，方中改熟地黄为生地黄，再加滋阴补血活血之品，嘱咐其服用该方的注意事项，服用 1 个月后，患者月经即至，其他不适症状也自觉明显改善。

▶▶▶ 服用该方的注意事项

桃红四物汤有补血活血之功，为妇科圣药，更能美容养颜，但该方不能作为保健品服用，健康患者不能服用，临床应用须辨证诊治，正确用药。

此外，该方有活血的功能，孕妇不能服用，女性患者月经期间不宜继续服用，需在月经来潮之前服用，月经期间服用会有反作用。

方中熟地黄性质偏温，对于内热体质或者外冷内热体质（如四肢发冷却又容易长痘、口干舌燥、夜间易流汗的患者），熟地黄可改为生地黄，相比不会那么滋补。若服用该方后有上火的症状，需询问医师进行调整。

五　当归补血汤——补气生血促化源

▶▶▶ 当归补血汤的组成与起源

古籍中以“当归补血汤”命名的方剂除了金元时代李东垣的《内外伤辨惑论》，尚有其他多个出处，这些方剂的组成、用法、功效、主治各有不同，其中以李东垣所创制的临床应用最为广泛，现代研究也最多。

出自《内外伤辨惑论》的当归补血汤，该方精简，由黄芪和当归两味药以 5∶1 比分组成，原方剂量为黄芪 30g，当归 6g，以水二盏，煎至一盏，去滓，空腹时温服。

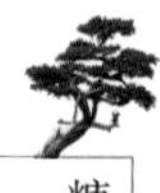

当归是补血活血的要药，对人是百病可治，各有所归，故名当归。《本草纲目》载：“当归调血为妇人要药，有思夫之意，故有当归之名”。唐诗“胡麻好种无人种，正是归时又不归”正应当归之名。

相传在很久以前，在岷山脚下住着一对恩爱的夫妻，丈夫叫荆夫，妻子叫秦娘，夫妻二人过着安居乐业的生活。不久，秦娘怀孕生子，却不幸得了产后血症，荆夫为了秦娘四处求医，病情仍不见好转，心里十分着急。

一天，门口来了一位自称可治百病的老道人，声称如荆夫愿去千里之外、陡峭峻险的峨眉山求药，秦娘之病可治。荆夫听说能治好秦娘之病，哪还管是什么峨眉山，就是火海刀山也要前去。他嘱咐秦娘在家安心养病，当即随老道前往。

经过艰苦的跋涉，这一天荆夫终于来到了峨眉山。这里重山叠嶂，云海绵绵，仙鹿奔走，奇花异香，真个是神仙境地。老道将荆夫领到一座茅庵旁，指着一棵紫杆绿叶开着葱白伞形花的植物说："这就是你要找的那种药，现在正在开花，今年采籽，明年育苗，到了后年才能成药，这期间还得施肥除草，精心料理，如有疏忽，时间就会加倍延长。"

荆夫按老道的指点，披星戴月地辛勤栽种、倍加呵护。3 年过去了，所种之药终于有了收获，他心里非常高兴，准备即刻启程回家给秦娘治病。临行之时，老道将所种之药捆在一起，交给荆夫说：3 年了，秦娘一直在家等着你，眼下秦娘仍然病重，正急切地盼你归家，当归、当归（当归之名即从此来）。"老道边说边开了一剂药方，交给荆夫。荆夫接过药和药方，感激不尽，双膝跪地，叩

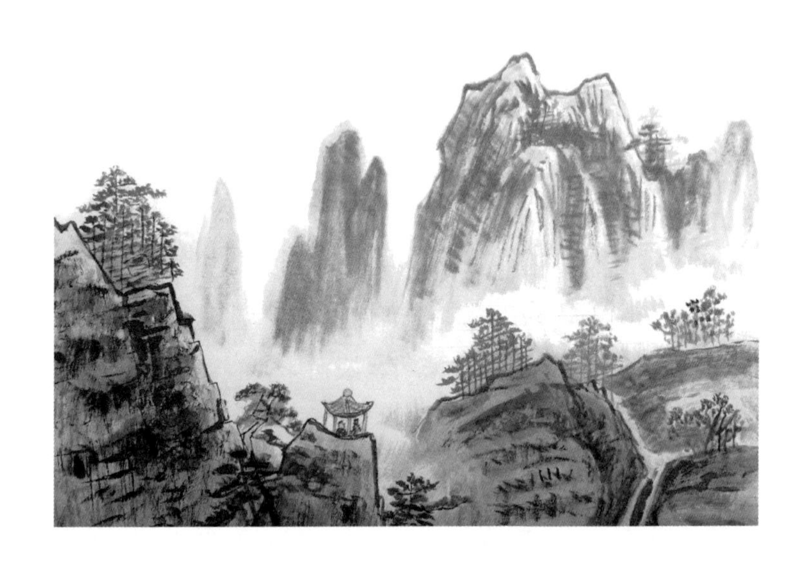

拜师傅：“敢问师傅，我能在家乡栽种此药吗？”

老道沉思了一会儿，说：“要种此药得有三个条件：适宜的气候、湿润肥沃的土壤和勤劳而有耐心的主人。我看你的家乡符合前两个条件，更重要的是你符合第三个条件，这里有少许种子送给你，希望你能依法栽种、广为传播，以解除民间疾苦。”

荆夫拜别老道，日夜兼程，半个月后回到家里，果然秦娘病已沉重，危在旦夕，他当即将所带老道的药方，照方配好了药，立刻煎好，给秦娘灌服，果如老道之言，秦娘的病情很快好转，不久便痊愈了。夫妻二人感激不尽，且将老道所赠药籽依法种植，3 年之后成药，从此当归被大家广为使用。

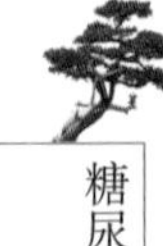

▶▶▶ 当归补血汤的巧妙搭配

方中重用黄芪，其用量5倍于当归，其义有二：本方证为阴血亏虚，以致阳气欲浮越散亡，此时，恐一时滋阴补血固里不及，阳气外亡，故重用黄芪补气而专固肌表，即“有形之血不能速生，无形之气所当急固”之理，此其一；有形之血生于无形之气，故用黄芪大补脾肺之气，以资化源，使气旺血生，此其二。配以少量当归养血和营，则浮阳秘敛，阳生阴长，气旺血生，而虚热自退。至于妇人经期、产后血虚发热头痛，取其益气养血而退热。疮疡溃后，久不愈合，用本方补气养血，扶正托毒，有利于生肌收口。

▶▶▶ 哪些糖尿病病人适合使用

该方具有补气生血功效，多用于治疗劳倦内伤，气血虚，阳浮于外之虚热证，广为应用。症见劳伤血虚，发热烦躁，口渴喜饮，目赤面红，脉洪大而虚，重按无力；或产后血亏，头脑空痛；或疮疡溃后脓血流失过多，久不愈合者。现多用于各种贫血、过敏性紫癜等血液病属血虚气弱者。随着现代医学科学技术的渗入，发现其具有促进造血、调节免疫功能、保护心脑血管、抑制血小板聚集、预防血栓形成等作用。糖尿病患者气血亏虚者可用，但多联合其他方剂加减运用。

▶▶▶ 服用该方的注意事项

该方为补益之剂，适于虚证，实证忌用。本方的辨证要点是脉洪大而虚，重按无力。

阴虚发热者禁用。

六、温经汤——冲任虚寒瘀阻畅

▶▶▶ 温经汤的组成与起源

古医籍中关于温经汤的描述有两个，最早是见于东汉张仲景的《金匮要略》中，另一个是宋代陈自明的《妇人良方大全》中的“温经汤”，二者虽同名，但是却有所差别，此处将介绍名医张仲景《金匮要略》中的温经汤。

> 该方原方有12味中药：吴茱萸、麦冬各9g，当归、芍药、川芎、人参、桂枝、阿胶、牡丹皮、生姜、半夏、甘草各6g，上十一味，以水一斗，煮取三升，阿胶烊化，分温三服。

《金匮要略》中记载这样一个故事，一位徒弟问师傅：“有位妇人年过五十，下身出血数十日不止，一到晚上便全身发热，小腹疼痛，手掌烦热，唇干舌燥，是何病？”其师傅看过那位妇人后，答道：“由于她曾经流产，现在又表现出手掌烦热，唇干舌燥等症状，可以

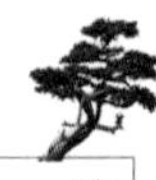

断定是流产后小腹内仍有瘀血的缘故，当服温经汤加以治疗。”

▶▶▶ 温经汤的巧妙搭配

方中吴茱萸入肝经血脉，桂枝同行十二经脉，二药配伍共为君药，温经散寒；当归、白芍、阿胶、麦冬养血滋阴，以补虚损之冲任；川芎、牡丹皮活血祛瘀，以去阻滞之瘀血。其中当归配川芎，皆为温性，为血中之气药，既可助君药温经散寒，又可增强活血祛瘀之功，且为调经常用药对；白芍能缓急止痛，阿胶兼以止血，麦冬清虚热，牡丹皮退瘀热，同为臣药。配以人参、甘草、半夏、生姜益气健脾和中，以资生化之源，气足则能生血，也能摄血；半夏、生姜通降胃气以散结，有助于祛瘀。甘草调和药性，兼作使药。

全方温清消补并用，但以温经补养为主；大量温补药与少量寒凉药相配，能使全方温而不燥，刚柔相济，以成温养化瘀之剂。刘渡舟说：“温经汤的治疗如春天的气候是温和而流畅，它不同于附子汤的治疗如炎炎夏日而以流火灼金为能事。温应作‘和’字讲，应是温和经水的方子。”

▶▶▶ 哪些糖尿病病人适合使用

该方传统用于治疗妇科冲任虚寒，瘀血阻滞之证，故又名“调经散”，是妇科调经的常用方，症见漏下日久，月经提前或推后，或一月数行，或经停不至，或痛经，小腹冷痛，唇口干燥，傍晚发热，手心烦热。亦治女子久不受孕。现在也用于内科疾病，甚或男科疾病，并非局限于只能用于治疗妇人疾病，也有报道温经汤能美手，可治疗皮肤粗糙干裂。故关键是把握好该方的运用病机。该方有温经散寒、养血祛瘀的功效，也适用于糖尿病瘀血阻滞兼寒证者，有是证用是方。有文献研究报道，温经汤用于治疗糖尿病周围神经病变，治疗后神经症状有所改善。

笔者举一例临床病例，一男性患者，50岁左右，糖尿病10余年，胰岛素与口服降糖药同时用多年，血糖控制欠佳。就诊时主要要求调理其血糖情况，观其面色偏白而肤干，隐隐泛青气，望之有冷感，自诉手足发凉，怕冷，腰部觉凉，不耐劳，手部皮肤亦干燥，经常有劳动碰损之小伤口，愈合慢，脉沉缓。初诊给予补肾方，1周后复诊，感觉整体上好一点，大多症状均稍有减轻，但没有明显改善。调整为温经汤原方，服用1周。自诉足凉及整体症状改善明显，又与温经汤14剂，再来复诊诉足凉基本消失，降糖药同前而降糖效果有所提高。

▶▶▶ 服用该方的注意事项

若腹满有块，为实证瘀血患者，不宜服用本方。崩漏患者服药后，可能会出现短时出血增多的情况，此属正常现象。月经不调属瘀热或阴虚者应慎用。

第二讲 特色成药

一 活血通脉片——活血通脉除气短

主要成分：鸡血藤、桃仁、丹参、赤芍、红花、降香、郁金、三七、川芎、陈皮、木香、石菖蒲、枸杞子、黄精（酒炙）、人参、麦冬、冰片等。

功能主治：行气活血，通脉止痛之功。用于糖尿病动脉粥样硬化，气滞血瘀脉络证，冠状动脉硬化引起的心绞痛，胸闷气短，心气不足，瘀血作痛。

注意事项 ▸ 孕妇慎服。

二 木丹颗粒——气虚络阻面晦暗

主要成分：黄芪、延胡索（醋制）、三七、赤芍、丹参、川芎、红花、苏木、鸡血藤。

功能主治：益气活血，通络止痛。用于治疗糖尿病周围神经病变属气虚络阻证，临床表现为四肢末梢及躯干部麻木、疼痛及感觉异常；或见肌肤甲错、面色晦暗、倦怠乏力、神疲懒言、自汗等。

注意事项▸偶见恶心、呕吐、腹泻等胃肠道反应，一般不影响继续治疗，如较严重请停止服用。偶见皮疹或转氨酶升高，如有发生请停止服用。

三　山海丹胶囊——活血通络气阴圆

主要成分：川芎、丹参、佛手、葛根、何首乌、红花、黄芪、人参、三七等。

功能主治：活血通络，适用于2型糖尿病血瘀脉络兼气阴两虚者。

注意事项▸服药期间少数病人有口舌干燥感，应多饮水。

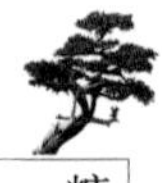

四　绞股蓝总甙片——糖病血管瘀滞防

主要成分：绞股蓝总甙。

功能主治：可抗血小板聚集，防止动脉粥样硬化，提供细胞充足养分，又具有镇静、滋阴之功效。用于糖尿病早期血管瘀滞病变预防。

注意事项 ▸ 少数患者服药后，出现恶心呕吐、腹胀腹泻（或便秘）、头晕、眼花、耳鸣等症状。

五 血府逐瘀口服液——行气活血脉络畅

主要成分：柴胡、当归、地黄、赤芍、红花、桃仁、枳壳（麸炒）、甘草、川芎、牛膝、桔梗。

功能主治：活血祛瘀，行气止痛。用于瘀血内阻，头痛或胸痛，内热瞀闷，失眠多梦，心悸怔忡，急躁善怒。糖尿病血管瘀滞性疾病。

注意事项 ▸ 忌食辛冷。孕妇忌服。

六 血塞通软胶囊——活血增加血流量

主要成分：三七总皂甙。

功能主治：活血祛瘀，通脉活络，抑制血小板聚集和增加脑血流量。用于糖尿病并发脑络瘀阻，中风偏瘫，心脉瘀阻，胸痹心痛；脑血管病后遗症，冠心病心绞痛属上述证候者。

注意事项 ▸ 孕妇忌服。

七　诺迪康胶囊——益气活血胸痛安

主要成分：圣地红景天。

功能主治：益气活血，通脉止痛。用于糖尿病下肢血管病变及胸痹表现为胸闷，刺痛或隐痛，心悸气短，神疲乏力，少气懒言，头晕目眩等症，以及冠心病、心绞痛者。

注意事项 ▸ 孕妇及有出血倾向者忌服。

八　龙血竭胶囊——活血消肿可敛疮

主要成分：地龙、血竭。

功能主治：活血化瘀，消肿止痛，收敛止血，软坚散结，生肌敛疮。用于糖尿病下肢动脉狭窄或闭塞性疾病，糖尿病周围神经病变。

注意事项 ▸ 孕妇忌服。

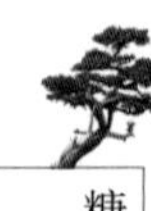

第三讲 单方验方

活血化瘀类中药皆有通行血脉、消散瘀血的功用，现代研究也证明活血化瘀类药对心脑血管有保护作用，还能改善微循环、抗凝、抗血小板聚集、改善血黏度等。但运用该类药物需注意其禁忌，孕妇及女性月经期间不能服用。

一 川芎——活血行气抗血栓

本叫芎䓖，因为四川产量多，质量好，所以叫川芎。入药部分为草本植物川芎的根茎，夏季当茎上的节盘突出，并带有紫色时采挖为好。关于它名字的由来有一则传闻。

相传唐朝初年，药王孙思邈带着徒弟云游到了四川的青城山，二人每天在山上披荆斩棘、采集药材。一天，师徒二人累了，便在山上的青松林内歇脚，这时他们看到林中山洞边一只大雌鹤，正带着几只小鹤嬉戏。正当药王看得出神时，猛然听见几只小鹤惊叫，而那只大雌鹤突然头

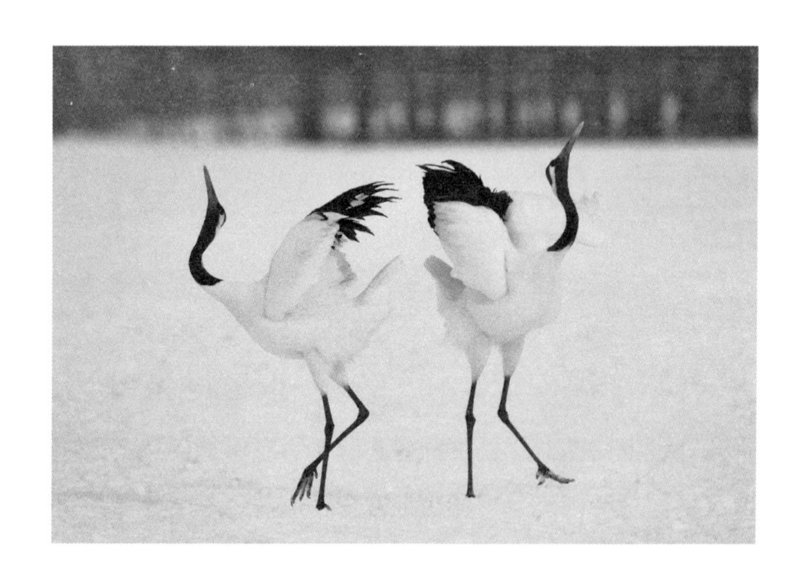

颈低垂，双脚颤抖，不断地哀鸣。药王当即明白，这只雌鹤肯定是患病了。

第二天，药王师徒又来到青松林，在离鹤巢不远的地方，巢内病鹤仍然发出阵阵呻吟声；第三天，药王师徒再次来到青松林，但已听不到鹤巢里病鹤的呻吟了；就这样，几天后他们惊奇地发现，雌鹤的身子竟已完全康复，能领着小鹤们嬉戏如常了。

正当他们抬头仰望时，几只在空中翱翔的白鹤不小心嘴里掉下一些小白花，还有几片叶子，很像红萝卜的叶子。药王赶紧让徒弟捡起来保存好。药王观察到，白鹤爱去山顶峭壁的古洞，师徒二人历经艰险攀登到山顶一看，那儿长着一片绿茵，花、叶都与白鹤嘴

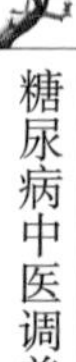

里掉下来的一样。药王推测雌鹤的病愈可能与这种药有关。

经过试验，他发现这种植物有活血通经、祛风止痛的作用，便让徒弟携此药下山，用它去为病人对症治病，疗效果然不错。

药王兴奋地随口吟道："青城天下幽，川西第一洞。仙鹤过往处，良药降苍穹。这药就叫川芎吧！"川芎便由此而得名。

川芎性温而味辛，归肝、胆、心包经，有活血行气、祛风止痛之功，被认为是血中气药，临床上常被用于气滞血瘀证。《本草汇言》："芎䓖，上行头目，下调经水，中开郁结，血中气药。"现代药理研究表明，川芎含有生物碱、挥发油、阿魏酸等，有扩张血管、抗血栓、抗血小板聚集等作用，对血管病变有显著疗效。

用法用量 ▸ 内服：煎汤，3～10g；研末，每次1～1.5g；或入丸、散。外用：适量，研末撒；或煎汤漱口。

注意事项 ▸ 阴虚火旺，上盛下虚及气弱之人忌服。久服则走散真气。恶黄芪、山茱萸、狼毒；畏硝石、滑石、黄连；反藜芦。火剧中满，脾虚食少，火郁头痛皆禁用。

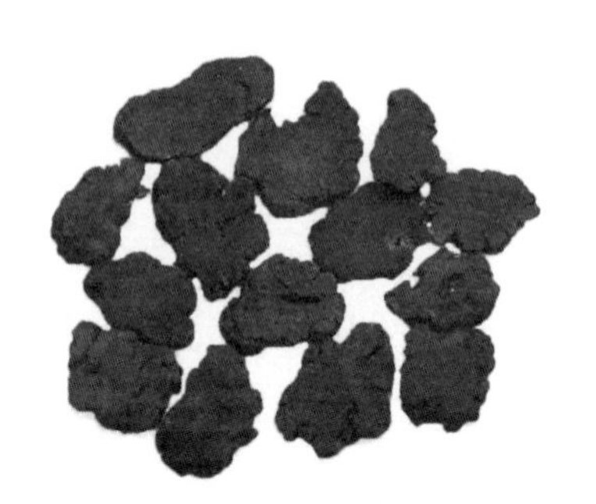

炒川芎

二　乳香——活血止痛消肿胀

橄榄科矮小灌木卡氏乳香树等的树脂，春夏时节收集，又名滴乳香、塌香、天泽香、熏陆香。寇宗奭《本草衍义》曰："此即今人谓之乳香，为其垂滴如乳。熔塌在地者，谓之塌香。"乳香干燥树脂多呈类球形或泪滴状颗粒，故又称滴乳香。

乳香性温，味辛、苦，归心、肝、脾经，有活血止痛、消肿生肌的功效。现代研究证实乳香有镇痛、抗炎的功效，还能抗胃、十二指肠溃疡，临床上还用于改善糖尿病周围神经病变所表现的四肢麻木、疼痛等症状，有明显效果。

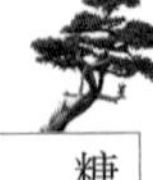

用法用量 ▸ 内服：煎汤，3～10g；或入丸、散。外用：适量，研末调敷。

注意事项 ▸ 孕妇忌服。痈疽已溃不宜服，诸疮脓多时，不宜用。胃弱勿用。

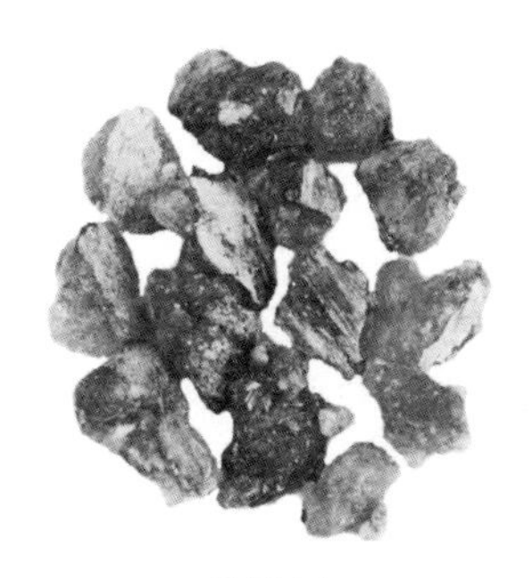
生乳香

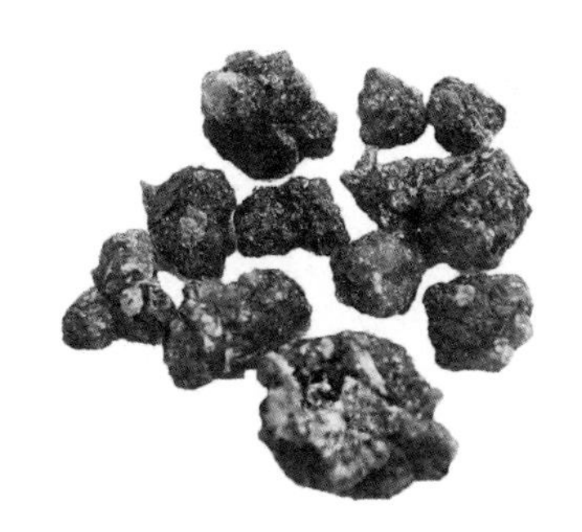
制乳香

三 没药——抗炎降脂同乳香

没药是橄榄科低矮灌木或乔木没药树渗出的油胶树脂，主要产于索马里等地，冬夏季节采收，又名“末药”，最早记载见于《药性本草》。

李时珍云：“没、末皆梵言。”其性平，味辛、苦，归经、功效同乳香一样，二者常相须为用，没药更加擅长伸筋利痹，现代研究表明，乳香有抗炎、抗菌、收敛、降血脂的功效。

用法用量 ▸ 内服：煎汤，3 ~ 10g；或入丸、散。外用：适量，研末调敷。

注意事项 ▸ 孕妇忌服。凡骨节痛与胸腹胁肋痛，非瘀血停留而因于血虚者不宜用；产后恶露去多，腹中虚痛者不宜用；痈疽已溃不宜用；目赤肤翳非血热甚者不宜用。

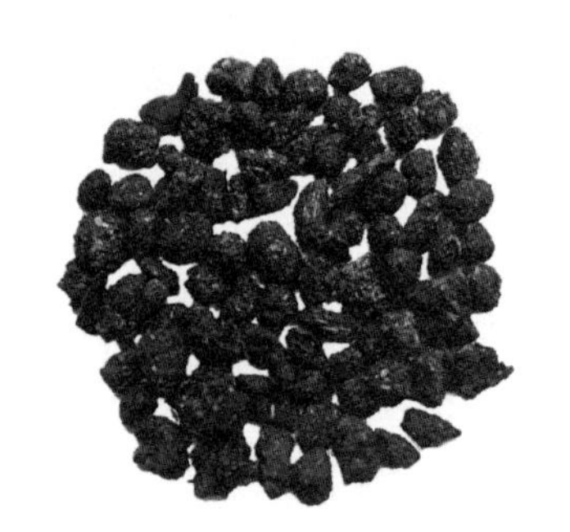

制没药

四　延胡索——活血止痛抗溃疡

延胡索又名“元胡”“玄胡索”，始载于《本草拾遗》，是罂粟科植物延胡索的干燥块茎，一般夏季茎叶枯萎时采挖。

其实关于延胡索的名字在历史上是被迫“改名换姓”。早在南北朝时期该药已开始入药，名为“玄胡”，唐代始有“玄胡索”之名（见于陈藏器的《本草拾遗》）。到宋朝为避宋真宗名讳，改为“延胡索”，元代名医王好古曰：“本名玄胡索，避宋真宗讳，改玄为延也。”该药因此而得名“延胡索”。明·贾所学在《药品化义》中称其为“元胡索”，现常简称为“元胡”。

延胡索药用价值颇高，有活血行气止痛的作用，性温，味苦、辛，入心、肝、脾经，可治疗气血运行不畅所致的各种痛证，如脘腹作痛，跌打损伤等。

《本草求真》中讲到“延胡索，无论是血是气，积而不散者，服此力能通达。以其性温，则于气血能行能畅；味辛则于气血能润能散，所以理一身上下诸痛”。

延胡索可入汤剂，也可研成粉末冲服，炮制多醋制，因为醋制可以提高其止痛的活性成分溶出，增强镇痛作用，也可酒制。现代研究发现，其具有镇痛、镇静、抗溃疡作用，对心血管有保护作用等。

用法用量▸内服：煎汤，4.5 ~ 9g；或入丸、散。

注意事项▸血热气虚及孕妇忌服。产后血虚或经血枯少不利，气虚作痛者，皆非所宜。

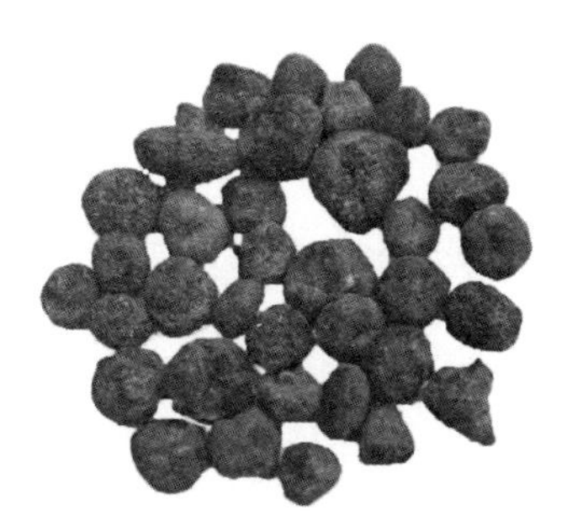

延胡索

五　郁金——血分气药可保肝

提到郁金，可能大多数人联想到的是色彩斑斓的郁金花，法国作家大仲马所写的传奇小说《黑郁金香》，赞美这种花“艳丽得叫人睁不开眼睛，完美得让人透不过气来”。

相传第二次世界大战期间，有一年的冬季荷兰闹饥荒，很多饥民便以郁金香的球状根茎为食，靠郁金香维持了性命。荷兰人感念郁金香的救命之恩，便以郁金香为国花。郁金花也被认为代表美丽的爱情。郁金花确实漂亮，花香浓郁，身份尊贵，深受人们喜爱。

此处要讲的却是郁金，与郁金花并非一个植物，郁金是姜科植物温郁金、广西莪术、姜黄、莪术或川郁金的干燥块根，郁金花是百合科，属欧洲品种。但郁金开的花却并不输给郁金花，并且其根部有大大的用途，简言之，若把郁金比作一位女子，那必定是不但长得美丽，还很能干。

郁金又名“马蒁、玉金”，用药部分是其根部，李时珍在《本草纲目》中讲到“此根形状皆似莪术，而医马病，故名马蒁”。

郁金多系栽培，首载于《药性本草》，主产于四川、广西、浙江等地。原植物生于土质肥沃湿润的向阳水旁或

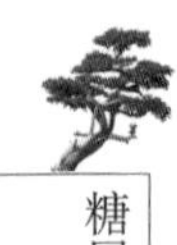

田地。喜温暖湿润气候、阳光充足、雨量充沛的环境，怕严寒霜冻，怕干旱积水，以土层深厚肥沃、上层疏松、下层紧密的砂质壤土最宜生长。

郁金味寒，性辛味苦，能够活血止痛、行气解郁、清热凉血、利胆退黄、清心开窍，归心、肝、胆经。

郁金被称为“血分之气药”，盖其既入血分，又能行气，常与它药相须为用，治疗痛经、胁痛、湿热黄疸、癫痫等，但也因其走窜之力，孕妇尤其注意不能沾染。

郁金虽然力强，但也有能克制它的药物，所谓一物降一物，《医经小学》中讲到“丁香莫与郁金见”，指的就是丁香与郁金不能一起合用，就算它们各自作用多强，二者相见，它的功能就被大大减轻，甚至消除。

现代药理研究发现，郁金具有降血脂、镇静、保肝、保护心肌、抗早孕等作用。据《大唐西域记》卷二中记载：“身涂诸香，所谓旃檀、郁金也。”可知早在往昔，印度即常以郁金为涂香。即使在今天，由于郁金确实有杀菌作用，烹调中亦有用到郁金，西厨中常添加于芥末中以增香味，为印度常用的烹饪调味品，亦为“咖喱粉”原料之一。可见郁金一身都是宝啊。

用法用量 ▸ 内服：煎汤，3～10g；或入丸散。

注意事项 ▸ 阴虚失血及无气滞血瘀者忌服，孕妇慎服。

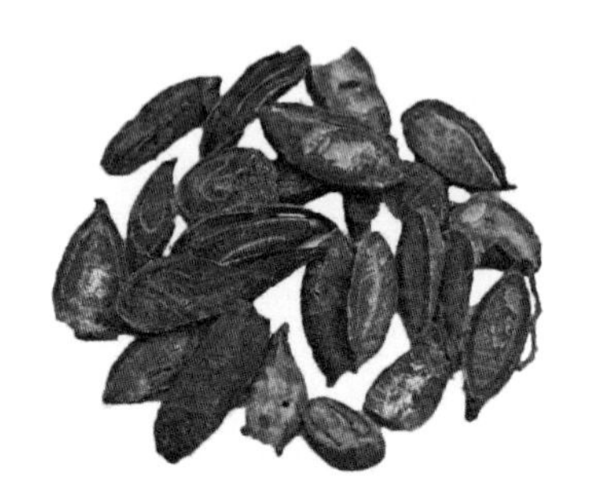

郁金

六 三七——化瘀降糖防糖网

三七分布于江西、湖北、广东、广西、四川、云南等地。野生者已少见，多为栽培。味甘、微苦，性温；归肝、胃、心、肺、大肠经。功效止血、散血、定痛，主治跌扑瘀肿、胸痹绞痛、癥瘕、血瘀经闭、痛经、产后瘀阻腹痛、疮痈肿痛。

现代药理研究发现，其对心脑血管系统有较好的保护作用，能止血、抗炎镇痛、降血糖、改善胰岛素抵抗、调节免疫、延缓衰老等。对于糖尿病患者而言，目前较多的将其应用于糖尿病视网膜病变的预防及治疗，此外对糖尿病合并中风和冠心病的预防也有较多的应用。

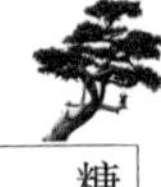

用法用量▸ 内服：煎汤，3～9g；研末，1～3g；或入丸、散。外用：适量，磨汁涂；或研末调敷。

注意事项▸ 孕妇忌服。

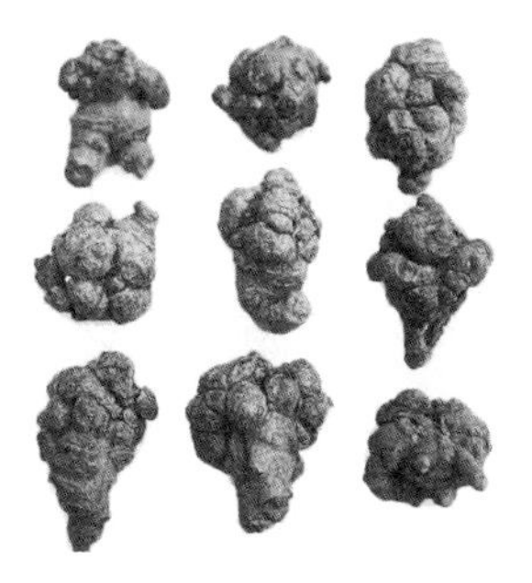

三七

七 丹参——降糖改善微循环

丹参，味苦、微辛，性微寒。入心、肝经。功能活血祛瘀，养血安神，凉血消肿。主治瘀血所致头、胸、胁、腹疼痛，积聚，月经不调，痛经经闭，产后瘀滞腹痛，关节痹痛，跌打瘀肿，温病心烦，血虚心悸，疮疡肿毒，丹疹疥癣。是一味常用中药，别名红根、紫丹参、血参根等，这是因其药用的根部呈紫红色之故。此外，民间还有将其称作“丹心”的，这与流传的一个感人故事有关。

相传很久以前，在一个小渔村里住着一个叫阿明的青年。他从小丧父，与母亲相依为命。阿明自幼喜欢游泳，搏击风浪，长此以往，练就了一身好水性。有一年，阿明的母亲患了“崩漏”，请了很多大夫，都未治愈，阿明为此焦急万分。

后来有位郎中告诉他，东海的无名岛上生长着一种开紫蓝色花、根呈红色的药草，以这种药草的根煎汤内服，就能治愈母亲的病。阿明听后当即便决定去无名岛采药。但村里的人听说后都劝阿明不要去，因为去无名岛的海路充满着艰险，以前去的人十有九死，如同过“鬼门关”一样。但阿明救母心切，且心意已定，毅然决定出海寻岛采药。

第二天，阿明告别了母亲和村民，驾船出海了。尽管路途艰险万分，但他凭着高超的水性和航行技术，躲过了一场场暴风骤雨，绕过了一个个暗礁，冲过了一个个激流，终于闯过了“鬼门关”，顺利登上了无名岛。上岸后，他四处寻找那种开着紫蓝色花、根是红色的药草。每找到一棵，便赶快挖出其根，不一会儿就挖了一大捆。回到渔村后，阿明每天都按时侍奉母亲服药，母亲的病很快就痊愈了。

村里人对阿明冒死采药为母治病的事都非常敬佩，觉得这种药草中凝结了阿明的一片孝心和赤子之心，于是便给这种根红的药草取名“丹心”。后来在口头相传的过程中，有人取其谐音，就变成如今的“丹参”了。

以往大家所知道的丹参主要用于心脑血管疾病的治疗上。近年来有学者研究发现，糖尿病患者，特别是中老年糖尿病患者最突出、最主要的病理改变为全身性血管的病变，表现为微循环障碍、微血管瘤形成和微血管基底膜增

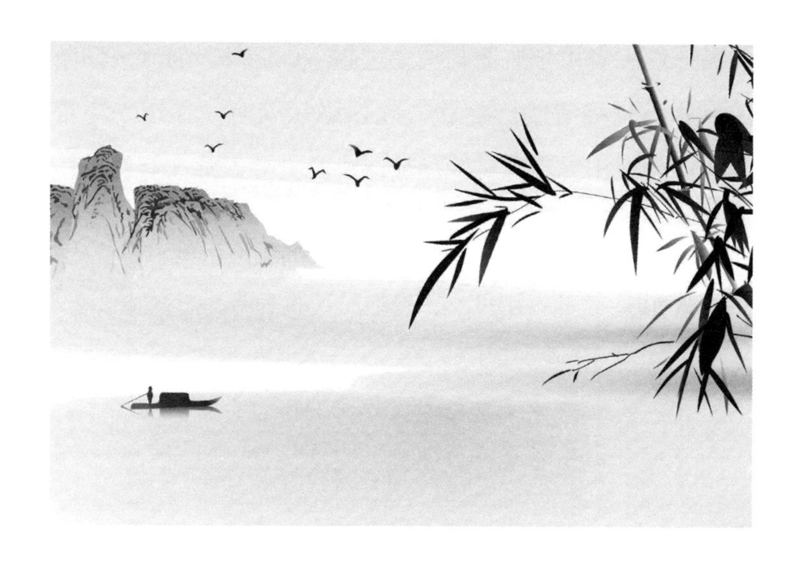

厚。考虑到丹参能拮抗血管紧张素，有效地降低血液的黏度、抑制血小板聚集，提高纤维蛋白酶溶解性，还能清除氧自由基，并能抑制内源性胆固醇的合成，降低血液中甘油三酯和胆固醇的含量，于是开始研究探索用丹参治疗糖尿病、预防并发症，并取得了较好的临床疗效。

药理学研究和临床观察表明：丹参具有降低血糖、防治糖尿病并发症、调节血脂、改善微循环的作用。常服可预防和治疗糖尿病以及糖尿病导致的酮症酸中毒、低血糖，以及大血管、微血管和周围神经病变等严重并发症，降低因并发症导致的致死、致残率，减少医疗费用支出。例如，对于糖尿病肾病患者，丹参具有减少尿白蛋白、保护肾功能、延缓病情发展的作用；丹参还能明显改善糖尿病患者由于血液黏稠度过高、微循环障碍导致的肢体麻木、疼痛等临床症状，疗效确切安全，作用平稳持久。若能应用得当，对治疗糖尿病及其并发症大有裨益。

用法用量 ▸ 内服：煎汤，5～15g，大剂量可用至30g。

注意事项 ▸ 长期服用丹参，有临床试验表明其对胃肠道有刺激作用，会引起不同程度的食欲下降、泛酸等表现，故需长期使用丹参时，最好还是配伍和胃药物同用。

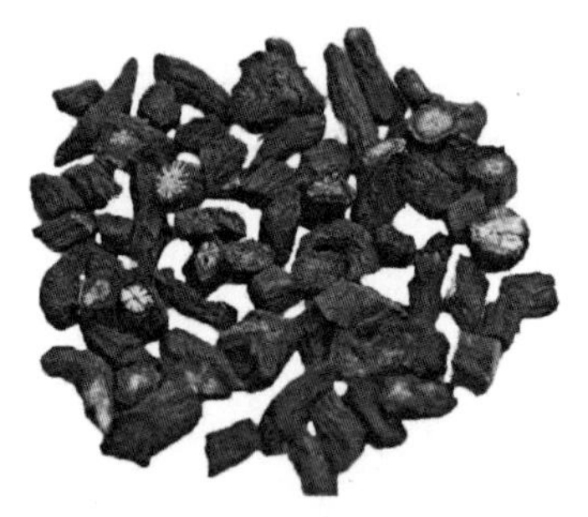

丹参

八　鸡血藤——行血补血筋舒畅

鸡血藤出自《本草纲目拾遗》，是豆科木质藤本植物密花豆的干燥藤茎，主要产于广西、福建两地，秋、冬季节采收。

鸡血藤的特别之处在于它的茎里面含有一种别的豆科

植物所没有的物质。当它的茎被切断以后，其木质部就立即出现淡红棕色，不久慢慢变成鲜红色汁液流出来，很像鸡血。因此，人们称它为鸡血藤。其花色艳丽，晚夏开花，冬季常绿，更受欢迎。除供观赏外，藤和根供药用。

鸡血藤性味苦、微甘，温，归肝经。具有行血补血、舒筋活络之功，常用来治疗月经不调、痛经、闭经、风湿痹痛等疾病。《饮片新参》中讲道："去瘀血，生新血，流利经脉，治暑痧，风血痹症。"即是对其功能的高度概括。入药可单用，也可入方，现代研究表明其具有抗炎、抗血小板聚集、降低胆固醇等作用，可用于治疗糖尿病血管病变及神经病变。

用法用量 ▸ 内服：煎汤，10～15g，大剂量可用至30g；或浸酒。

注意事项 ▸ 阴虚火亢者慎用。

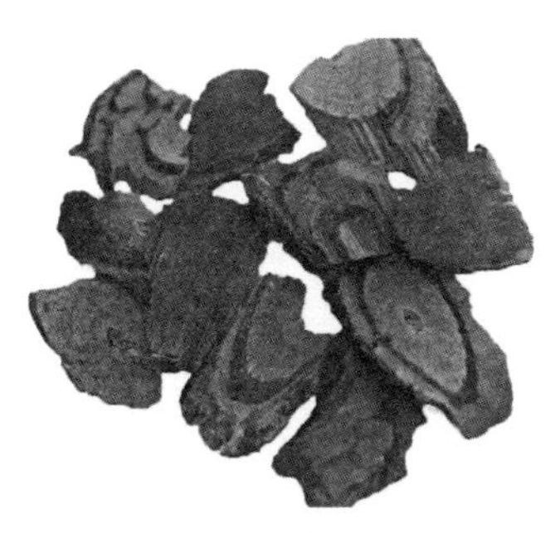

鸡血藤

九　桃仁——活血祛瘀兼润肠

《诗经》赞颂："桃之夭夭，灼灼其华。"诗仙李白更有佳句："桃李出深井，花艳惊上春。"这些艳丽的诗句皆是赞美桃花。桃花好看，桃子好吃。桃花和桃子，也都有药用价值。人们吃桃，往往随手把桃核丢弃，这实在可惜，因为桃核中的桃仁是一种十分重要的中药。

早在汉朝时期，桃仁就已载入我国第一部药物经典《神农本草经》。汉代医圣张仲景的不少名方，常常使用桃仁，如桃仁承气汤、大黄牡丹皮汤。唐代药王孙思邈的千金苇茎汤，桃仁也是方中的重要药物。在《中国中医药报》上曾经发表过一篇文章，题为《桃子桃仁与桃花》，文中提到，李时珍在《本草纲目》中讲述了这样一个故事：古代有一位妇女，因丈夫亡故，日夜思虑，以致精神失常，得了狂证。她手舞足蹈，甚至登上高墙，家人只好把她锁在房中。一天晚上，她破窗而出，攀登上树，正值桃花盛开，她一夜之间，竟将一树桃花尽数吃光。次晨家人发现，连忙把她接下树来，而她的狂病竟霍然而愈。古代医家认为，桃花治愈狂证，是因为桃花具有消积散瘀的功效。现代中医，已很少使用桃花治病。

桃仁主要产于四川、云南等地，六七月果实成熟时采收，除去果肉及核壳，取出种子晒干。桃仁性平，味苦、甘，归心、肝、肺、大肠经，具有活血祛瘀、润肠通便的功效，常用来治疗痛经、闭经、跌打损伤、肺痈、肠痈、便秘等。桃仁虽有通便和止咳平喘的作用，但最主要的作用还是活血化瘀，且祛瘀力强，用量也不宜过量，因为其所含苦杏仁苷水解成氢氰酸可致中毒，轻者可见恶心呕吐，头晕乏力，严重则致呼吸麻痹而死亡。现代研究也发现，其具有抗凝血、抗血栓、抗炎及收缩子宫等作用。临床上也有用丹桃红注射液活血化瘀治疗血管病变。

用法用量 ▸ 内服：煎汤，4.5 ~ 9g；或入丸、散。外用：捣敷。

注意事项 ▸ 孕妇忌服。血燥虚者慎之。凡经闭不通由于血枯，而不由于瘀滞；产后腹痛由于血虚，而不由于留血结块；大便不通由于津液不足，而不由于血燥秘结，法并忌之。

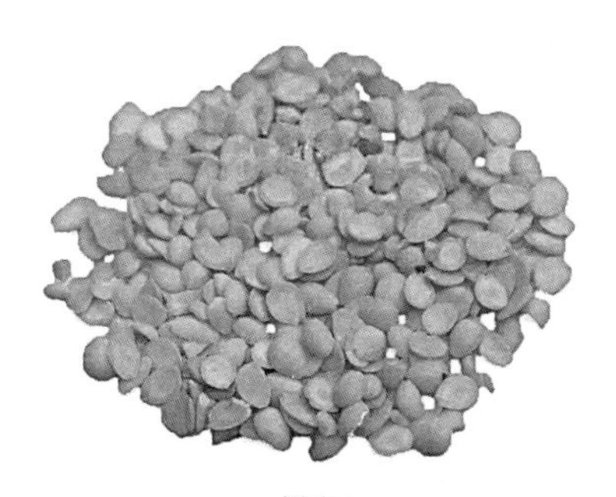

桃仁

十 红花——专入血分护血管

红花，首先出现在《新修本草》，是菊科越年生草本植物红花的花，主产于河南、四川、浙江等地，夏季当花由黄变红时采摘。红花又名“红蓝花”，苏颂《图经本草》曰：“其花红色，叶颇似蓝，故有蓝名。”红花性味辛温，归心、肝经，能活血通经祛瘀止痛，治疗痛经、闭经、胸痹作痛、跌打损伤等。

在黄昏老先生原创之《本草传奇故事》中，说到红花，有这样一段故事：宋代顾文荐《船窗夜话》中曾记载，有一姓徐的妇女产后病危，家人请来名医陆日严诊治，待他人赶到病人家中，患者气已将绝，唯有胸膛微热。陆日严诊治后，思虑再三说：“此乃血闷之症，速购十斤红花方可奏效。”主人如数购来，陆日严用大锅煮红花，沸腾后倒入三个大木桶，取窗格放在木桶上，让病人躺在窗格上用药气熏之。药汤冷后，再加温倒入桶中，如此反复，过了一会儿，病人僵硬的手开始活动。半天左右，病人渐渐苏醒，脱离了危险。后来有人问陆日严：“此药为何如此神效？”陆日严答“盖以红花活血之故也”。

据记载，在古代埃及，红花只有贵族阶层才能使用，当法老的木乃伊下葬，用红花来染外用的寿衣，以显示其高贵。据说王后克巴特拉的化妆品中也用过此花。早在罗马厄禄王朝时期就已经作为药用，并将其视为一种“护身灵药”而流传。

红花色红专入血分，临床应用广泛，各科皆视为要药。单用即可奏效，可做红花酒，也可与其他中药相伍入方，常常与桃仁配合使用。现代研究显示，其所含的红花黄色素等成分对心脑血管具有保护作用，能抗凝、抑制血小板聚集、降血脂等。临床上也有从红花中提取成分制成的红花注射液、丹红注射液、红花黄色素注射液等，对于糖尿病并发的血管病变以及高凝状态有较好的疗效。

藏红花，原名叫“咱夫兰”，主要产于欧洲及中亚地区，我国主要产于西藏。最初见于《饮膳正要》，是鸢尾科多年生草本植物番红花的干燥花柱头。性味甘寒，归心、肝经，功效与红花相似，但作用力更强，且有凉血解毒的功用。

用法用量 ▸ 内服：煎汤，3 ~ 10g。

注意事项 ▸ 孕妇忌服。养血和血宜少用；活血祛瘀宜多用。

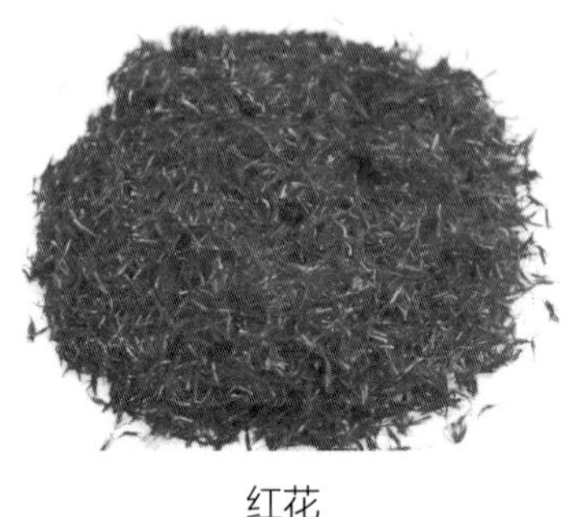

红花

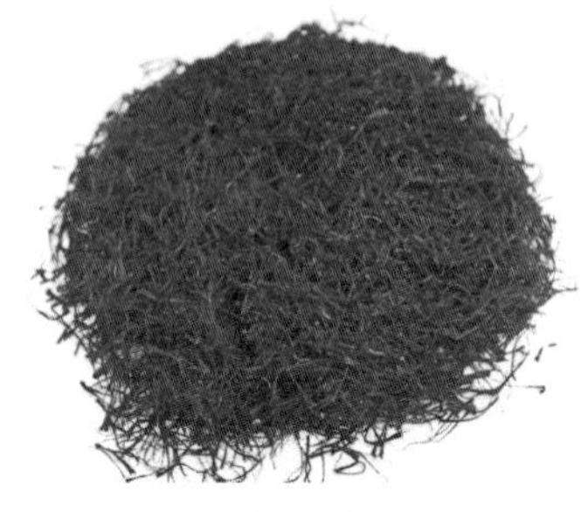

藏红花

十一 五灵脂——化瘀止血虫咬伤

元末明初文学家陶宗仪所著《南村辍耕录》中记载：“五台山有鸟，名寒号虫，四足、有肉翅，不能飞，其粪即五灵脂。”古人认为它是一种鸟——“寒号鸟”，连著名的《本草纲目》里也说它是鸟。同时，人们都觉得寒号鸟（“寒号鸟”实际上是一种哺乳动物，属于啮齿目鼯鼠科，叫橙足鼯鼠，又名飞鼠）是一种生性懒惰的动物，并认为它饿了也不去找食，待饿得无法移动的时候，就吃自己的屎，如此反复多次，它的粪便就成为五灵脂——一种具有活血化瘀、止痛镇痉作用的著名中药原料。

当然，这只是传说，其实橙足鼯鼠很爱清洁，主要食物是松柏树的树叶，而由于寒冷季节它吃的松柏科针叶较多，粪便中因此就含有较多的胶结物质——树脂，因而粪便呈脂状。

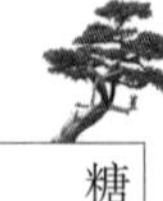

五灵脂性味苦甘，温，归肝、脾经，能活血止痛，化瘀止血，解毒，治疗痛经、闭经、崩漏、蛇虫咬伤等。

著名方剂“失笑散”中仅五灵脂、蒲黄两味中药组成，治疗瘀血停滞证，可见其功用卓著。

五灵脂因其特殊材料及味道，入药宜包煎，也可外用。现代研究显示，其成分能抗血小板聚集、保护心血管、抗炎抑菌等。

用法用量 ▸ 内服：煎汤，5～10g；或入丸、散。外用：适量，研末撒或调敷。

注意事项 ▸ 孕妇慎服。

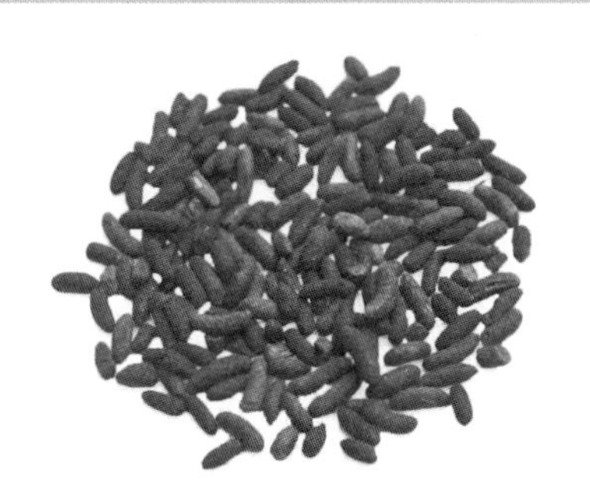

五灵脂（鼯鼠）

十二 牛膝——活血补肾筋骨强

牛膝首见于《神农本草经》，药用部分为苋科多年生草本植物牛膝的根，大量产于河南，冬季采挖，又称“怀牛膝”。《本草经集注》中讲：“其茎有节似牛膝，故以为名。”又因河南古怀庆所产甚佳，故有怀牛膝之称。当然川牛膝就是产于四川的牛膝，二者皆为道地药材，但二者功用稍有差异。

怀牛膝味苦酸，性平，归肝、肾经，能活血祛瘀、补肝肾、强筋骨、利尿通淋、引血引火下行，用于治疗月经不调、难产、腰膝酸软、淋证、头晕目眩、口舌生疮等疾病。

《妇人良方》中有记载单用牛膝酒蒸后服用以催产，故其能单用，也可同其他中药相伍为用。现代研究也发现，其对子宫有兴奋作用，此外还有镇痛、抗炎、保护心脑血管、降血糖、降血脂、抗衰老、增强免疫等作用。虽然牛膝好处多多，但也并不是任何人都能使用，必须符合其病证，且孕妇禁服。

川牛膝之名最早见于《滇南本草》，味甘、微苦，性平，归肝、肾经，有活血通经、利尿通淋之功，故川牛膝偏于活血化瘀，血瘀证多用，怀牛膝偏于补肝肾、强筋骨，肝肾不足之筋骨萎软多用，需注意。

由于糖尿病多伴有大小血管病变，病史长者也多有血液的高凝状态，所以往往出现中医说的瘀血表现，而高龄糖尿病患者也往往兼有骨质疏松，所以牛膝既可活血化瘀，也可补肝肾强筋骨，用之颇洽。

用法用量 ▸ 内服：煎汤，5～15g；或浸酒；或入丸、散。外用：适量，捣敷；捣汁滴鼻；或研末撒入牙缝。

注意事项 ▸ 凡中气下陷，脾虚泄泻，下元不固，梦遗失精，月经过多，及孕妇均忌服。

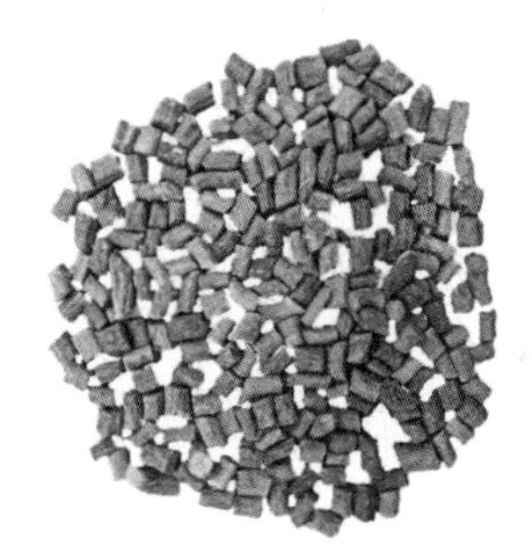

怀牛膝

十三 月季花——活血调经肿毒痊

月季花，相信大多数人都很熟悉，因为它花开美丽，花香扑鼻，有很好的观赏价值，还有人取其干燥的花朵泡茶饮用，可是人们往往想不到它还有可以入药的功用。月季花最早记载于《本草纲目》，是蔷薇科月季的花蕾或初开放的花朵，我国大部分地区均有出产。月季花又名“月月红”，根据这两个名字的叫法，也可以猜出它是什么时节开放。是的，《本草纲目》有言：“花深红，千叶厚瓣，逐月开放。”所以叫作月季花，月月红。

关于月季花，还有一段美丽的故事。传说很久以前，神农山下住着一户姓高的人家，家中有个女儿名叫玉兰，年方十八，不仅相貌出众，面且性格温柔沉静，很多公子、王孙托媒人前来说亲，玉兰都没同意。

原来玉兰有一老母亲，终年咳嗽、咳血，多处求医问药，均无疗效。无奈之下，玉兰背着母亲，张榜求医，并许诺：“有谁能治好我母亲的病，小女子就以身相许。”

结果，有一位叫长春的青年揭榜献方，玉兰的母亲服用他的药方后，果然痊愈了。

玉兰不负前约，与长春结为夫妻。洞房花烛夜时，玉兰询问是什么神方如此灵验，长春回答说：“月季月季，清咳良剂。这是我们家祖传的秘方：冰糖与月季花合炖，乃清咳止血神汤，专治妇人病。”

当然这只是一段传说，但关于月季花的功能主治却是确有其事。月季性味甘温，主要归肝经，能活血调经、消肿解毒，治疗月经不调、疮痈瘰疬等疾病，可内服，亦可外用。由于糖尿病病程长，往往需要终身用药，所以患者多有情绪不畅的表现，月季花可以疏肝理气，调节情绪，从而利于治疗。而且糖尿病患者容易伴有皮肤感染，而月季花有消肿解毒之功，正是对症之品。

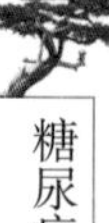

用法用量 ▸ 内服：煎汤或开水泡服，3 ~ 6g，鲜品 9 ~ 15g。外用：适量，鲜品捣敷患处，或干品研末调搽患处。

注意事项 ▸ 需注意的是月季花虽好，也不宜多用久服，然则可引起便溏腹泻，所以脾胃虚弱的人应该慎用，另外该药入血分而活血，对孕妇而言，有动血堕胎之虞，孕妇忌用。现代研究发现，其含有的没食子酸、鞣质、槲皮素等成分具有抗真菌的作用，临床应用广泛。

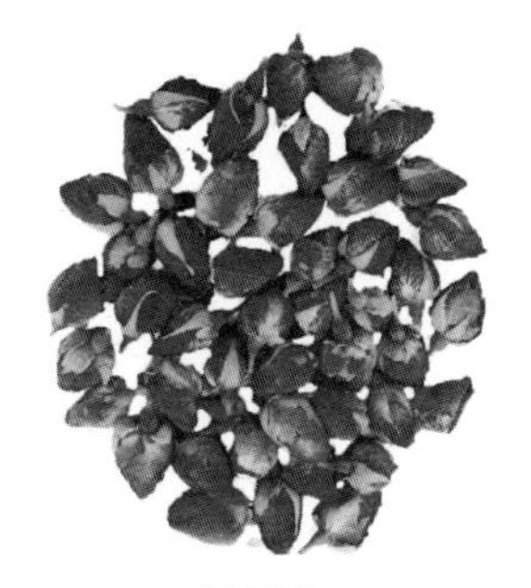

月季花

十四 王不留行——利尿疗疮保血管

王不留行，是石竹科一年生或越年生草本植物麦蓝菜的干燥成熟种子，主要产于河北、山东等地，夏季果实成熟后采收。不过王不留行却是另有名叫“王不留”“留行子”。李时珍在《本草纲目》中说道“此物性走而不住，虽有王命不能留其行，故名”，这是从其功用的特殊性来解释它的名字。

该药性味苦、平，归肝、胃经，能活血通经、下乳，治疗闭经、痛经、乳汁不下、乳痈等疾病。北方有一段歌谣说：“穿山甲，王不留，大闺女喝了顺怀流。”夸张地说出了王不留行的通乳作用，并常配穿山甲以增强通乳之力。

著名经方涌泉散即以王不留行和穿山甲、龙骨、瞿麦、麦冬同用，治疗妇人因气郁而奶汁绝少。

近代临床应用广泛，除了血管性疾病、妊娠引产，还可用于结石的治疗。

糖尿病患者容易伴有皮肤感染，王不留行可治痈疽恶疮，正好用之。

而糖尿病患者也容易伴有尿路感染，王不留行又可利小便，至于糖尿病合并血管病变，更是常见，王不留行性善流动、走窜不定，所以，也经常有应用的机会。

用法用量 ▸ 内服：煎汤，6 ~ 10g。

注意事项 ▸ 虽然活血化瘀类的药品皆需注意孕妇忌用，这里还是要提醒各位注意，该药走窜力强，且走而不守，孕妇不宜用。现代研究显示其成分对子宫有兴奋作用，能抗着床、抗早孕，此外，还具有抗肿瘤的功效。

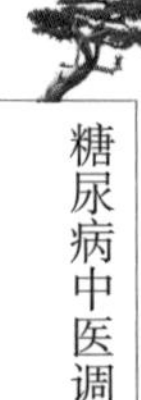

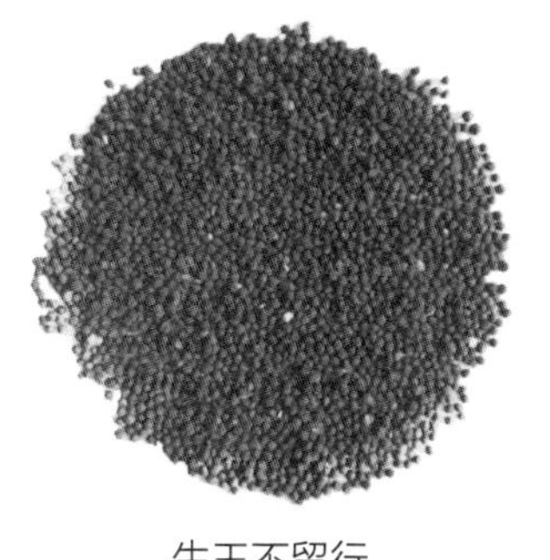
生王不留行

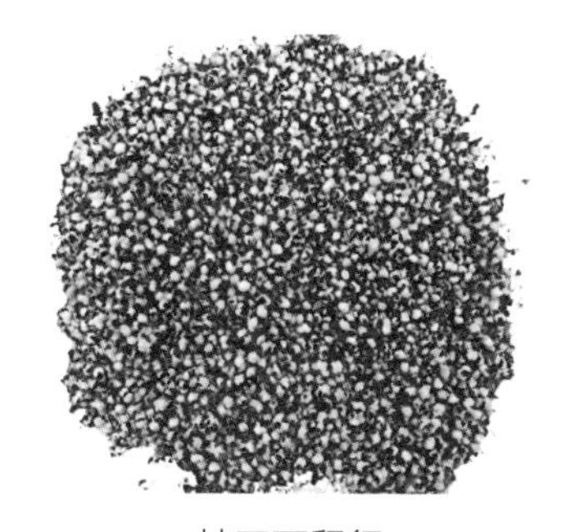
炒王不留行

十五 刘寄奴——破血通经化食丹

刘寄奴，是菊科多年生草本植物奇蒿的干燥全草，主要产于江苏、浙江一带，夏季开花时连根拔起，清洗干净，晒干即可用。刘寄奴有消食化积的功用，常用于食积不化，所以又叫“化食丹”。

该药名称身份尊贵，为什么这么说呢，因为刘寄奴本来是汉武帝刘裕的小名，可是为什么又成了一味中药名呢？传说刘裕小时上山打猎，见一巨蛇，急忙拉弓搭箭，一箭射去，大蛇负伤逃窜。第二天他又上山，却隐约听见从远处传来一阵阵捣药声，随即循着声音去寻找，只见草丛中有几个青衣童子在捣药，便上前问道：“你们在这里为谁捣药？治什么病呢？”童子说：“我们大王被刘寄奴射伤了，所以让我们来采药，把这个药捣烂敷在患处就好了。”刘裕一听，便大吼道：“我就是刘寄奴，今天就是专门来捉拿你们的。”几个童子吓得药罐一丢，拔腿就跑。刘裕将草药和罐内捣成的药浆一并拿回，用此药给人治疗，颇有奇效。后来，刘裕领兵打仗，凡遇到枪箭所伤之处，便把此药捣碎，敷在伤口，伤口愈合极快，甚为灵验。由于此药是因刘寄奴射蛇而得来，所以后人就称它为“刘寄奴”。这是唯一用皇帝的名字命名的中草药，一直流传到现在。

说到中药刘寄奴的性味功用，其性温味苦，归心、肝、脾经，能破血通经、散瘀止痛、消食化积，治疗闭经、癥瘕积聚、跌打损伤、食积腹痛等疾病。本药可单用，也可入方内服，亦可外用。

《本草汇言》中讲单用本品，用酒调服，对癥瘕积聚能“渐渐化解”。

本品为金创要药，用本品研末外敷能散瘀止痛，如刘寄奴散。

现代研究发现，其主要成分奇蒿黄酮、香豆精等有抗缺氧的作用。临床应用广泛，除了其主要功用外，还有用其治疗中暑、菌痢的案例。

刘寄奴的活血散瘀作用，对于糖尿病患者的高凝状态有较好的效果；其消食化积的功效，对于糖尿病患者服用各种降糖药物引起的食欲不振、食积不化，也有较好的作用。

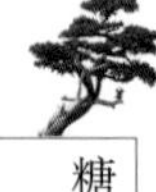

用法用量 ▸ 内服：煎汤，5～10g；消食积单味可用至15～30g；或入散剂。外用：适量，捣敷。

注意事项 ▸ 气血虚弱，脾虚作泄者忌服。

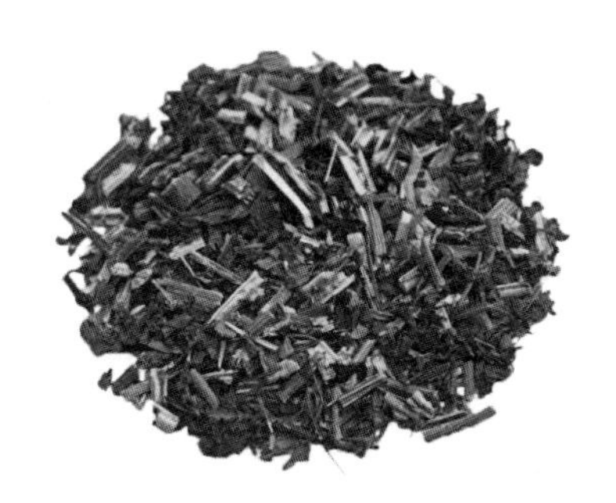

刘寄奴

十六 鬼箭羽——破血通经降血糖

鬼箭羽最早记载见于《本经》，是多年生落叶灌木植物卫矛的干燥枝条及其翅状附属物，全国大部分地区均有出产，且全年均可采集。它有很多别名，原名叫“鬼箭”“卫矛”，《植物名实图考》称其为六月凌，《中国树木分类学》又叫鬼见愁，东北叫山鸡条子，河北叫山扁榆，浙江叫韦陀鞭，江苏叫四棱麻、鬼蓖子、见肿消，四川叫四棱棒等。

《本草纲目》云：“此物干有直羽，如箭羽、矛刃自卫之状，故名。”其性寒，味苦、辛，归肝、脾经，能破血通经，治疗月经病、跌打损伤等疾病，如著名经方当归散中即合有鬼箭羽、当归、红花，治疗产后恶露不尽，腹痛腹胀等。一般入汤剂内服。

现代研究显示，其含有强心苷、槲皮素等，能抗缺氧、抗缺血，抗心律失常，还可降血糖，临床糖尿病患者也多用之。

用法用量 ▸ 内服：煎汤，4 ~ 9g；或浸酒或入丸、散。
外用：适量，捣敷或煎汤洗；或研末调敷。

注意事项 ▸ 妊娠不可服。

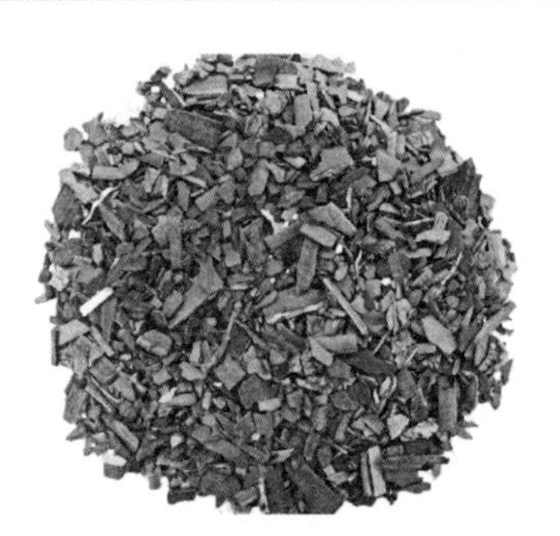

鬼箭羽

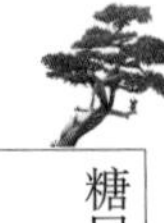

第四讲 食养调护

食疗是中医治疗疾病的特色，治疗糖尿病的食疗方数不胜数，此处举几例供大家参考。但是食疗不能代替糖尿病的正规治疗，仅是用作辅助疗法帮助减轻、改善糖尿病患者症状。此外，糖尿病患者需控制饮食，因此即使是食疗，也应适量，读者须知。

一 桃红四物鸡肉汤——血虚血瘀不喝汤

当归、熟地黄、川芎、白芍、桃仁、红花各15克，去皮土鸡腿一只。

将当归、川芎、白芍、熟地黄等洗净后装入过滤纱袋中，与去皮土鸡腿一只一起放入锅中，加水覆盖，先以大火烧至水开，后改小火慢炖，煮至鸡肉熟透后起锅。这样炖出来的桃红四物汤味道很好，又不会有很重的中药味。并且糖尿病患者不宜食用油腻，鸡肉如果不去皮就会比较油腻，因此去皮为好。该汤能滋阴补血，促进血液循环，适用于糖尿病血虚、血瘀体质的人，或女士经期后尤为适宜。但感冒、脾胃湿热、腹泻的人不适合服用。另外，由于本食疗方中药用量偏大，所以，建议只食用中药煮过的鸡腿肉即可，不必喝汤。

二　黄芪当归瘦肉汤——益气养血脉络畅

当归10g、黄芪30g、红枣5枚、田七3g、瘦肉一两。

红枣洗干净去核，黄芪、当归用清水泡浸5分钟后，用清水冲洗干净，加入适量清水，共炖汤。当归头和当归尾偏于活血、破血，当归身偏于补血、养血，当归须偏于活血通络，全当归既可补血又可活血。酒当归（酒洗或酒炒）偏于行血活血，可酌情选用。该汤可益气养血活血，适用于糖尿病气血亏虚兼有络瘀者。

三　月季花冬瓜汤——活血利水浮肿安

月季花2朵、冬瓜500g、黄瓜100g，葱、姜、盐、味精适量。

将月季花用清水洗净，冬瓜、黄瓜切片。放少许油、葱、姜爆锅，加入水、冬瓜，煮熟后放入黄瓜片、盐、味精、月季花即可。该汤活血利水，适用于糖尿病肾病血瘀水停而见蛋白尿、浮肿明显者。

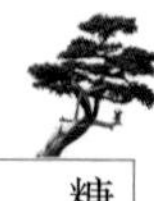

四 槐花粥——扩张冠脉中风防

干槐花30g或鲜品50g，大米50g。

取水适量，待水开后放入洗净的大米、槐花煮粥服用。适用于糖尿病合并高血压、中风患者。槐花可扩张冠状动脉，可防治动脉硬化，常服用有预防中风作用。

五 鸡血藤炖猪蹄——补血活血筋骨强

鸡血藤30g、猪蹄1只、洋葱1个，细葱、味精、精盐各适量。

猪蹄去毛，刮洗干净，剁成数节。鸡血藤用纱布袋装好，扎紧口。洋葱切片。将药袋与猪蹄、洋葱一同放入砂锅内，加水适量，先以武火烧开，后改文火慢炖，至猪蹄烂熟时，加入葱花、味精、精盐调味即成。由于猪蹄含油量高，糖尿病病人只宜服食少许。这道菜能补血活血、强筋骨，可用于糖尿病周围神经病变腰膝酸痛、麻木怕冷、月经不调、乳汁不通、贫血等症。

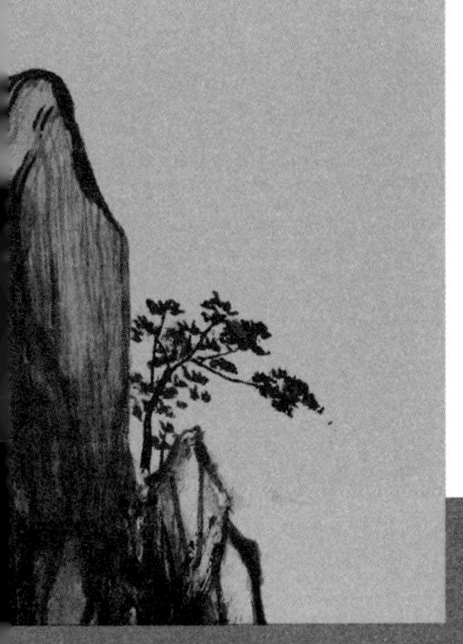

第六篇
解毒篇

在我们一起学习本篇之前，首先要了解中医学所讲的“毒”究竟是什么？中医学所讲的“毒”跟我们现在所讲的毒是不一样的，现在所说的毒通常是毒品、毒药等，泛指所有有害的性质或有害的物质。中医学引入了“毒”这个概念，用以描述一种特定的致病因素，如风毒、热毒、湿毒等。国医大师周仲瑛教授就对中医学的“毒”下了一个定义：毒是诸多病邪的进一步发展，邪盛生毒，毒必兼邪，无论其性质为何，均可概称为“毒邪”。当然，这是中医学术界的一个专业概念，我们没有必要深究，在此引入这个概念只是为了告诉大家，中医学所讲的这个“毒”和我们观念中毒药的毒是两个不一样的概念。

在前面的内容中已经讲过，糖尿病在中医学中被称为消渴病，其病理机制是以阴虚为本。那么，既然是阴虚，为什么又会有毒呢？中医有句话叫“正气存内，邪不可干；邪之所凑，其气必虚”，通俗的理解就是说，疾病与人体就像作战双方在打仗一样，一方在防守上薄弱的地方就是对方最有可能获胜的地方，同时也是敌人要去进攻的地方。所以，在糖尿病这样一个以虚为主的疾病中，极有可能受到外来邪毒的侵犯。同时，由于体虚，自身机体不能正常运行，很多废物不能排出体外，久则积聚成毒。因此，解毒法在糖尿病的防治中也是非常重要的。

第一讲 经典方剂

一 黄连解毒汤——三焦火毒服之清

▶▶▶ 黄连解毒汤的组成和起源

黄连解毒汤最早记载于东晋葛洪编著的《肘后备急方》一书中。书中原文载：“治伤寒时气温病方第十三”云：“又方黄连三两，黄檗、黄芩各二两，栀子十四枚（擘），以水六升煎取二升，分温再服。治烦呕不得眠。”虽无方名，但记述了方药的组成、用法。这是中医古籍中对黄连解毒汤的最早记载。

> 黄连解毒汤的临床常用剂量为：黄连 9 克，黄芩 6 克，黄柏 6 克，栀子 9 克。若遇热毒炽盛者，用量可增加，甚至翻倍使用。但对糖尿病患者来说，一般使用常规量就可以了。

说起葛洪其人，大家对他的医术可能并不太了解，但是葛洪炼丹的故事在很多地方流传。葛洪，字稚川，自号抱朴子，晋代丹阳郡句容（今江苏句容）人。他出身于一个没落的官僚地主家庭。小时候虽然家境贫困，但他勤奋好学，常常白天上山砍柴，将砍来的木柴留出家用后，多余的拿去卖钱，然后再买来纸笔，晚上就用柴火照明，每天都要学习到深夜。他读书很多，学识渊博，也曾经当过小官，晚年在罗浮山修道炼丹，勤奋写作，直到逝世。他的著作共有 200 多卷，流传到现在的，主要有《抱朴子》和《肘后备急方》。

《抱朴子》中记载了不少植物药和矿物药的性能和功用，例如用常山治疟疾、密陀僧（氧化铅）防腐、雄黄和艾草消毒、松节油治关节炎等，都是有相当疗效的。

他曾著有《金匮药方》100 卷，后又将其中实用部分，缩编为《肘后备包方》(肘后方，指随身带的药方)。这部缩编本，后来又经人整理补充，改称《肘后备急方》，共 8 卷。此书处方简单，药物易得，疗效也较高，是一部很有实用价值的医学著作。

▶▶▶ 黄连解毒汤的巧妙搭配

黄连解毒汤，是糖尿病阴虚兼夹火毒的常用方。方中黄芩泻肺火于上焦，黄连泻脾火于中焦，黄柏泻肾火于下焦，栀子通泻三焦之火，从膀胱而出。盖阳盛则阴衰，火盛则水衰，故用大苦大寒之药，抑阳而扶阴，泻其亢盛之火，而救其欲绝之水，然非实热，不可轻投。如若便秘者，加大黄泻下焦实热；吐血、衄血、发斑，加玄参、生地黄、牡丹皮以清热凉血；黄疸者，加大黄、茵陈清热祛湿退黄；疮疡肿毒者，加蒲公英、连翘以清热解毒。

▶▶▶ 哪些糖尿病病人适合使用

黄连解毒汤可用治火毒阴伤的糖尿病患者，中医学治疗糖尿病讲究辨证论治，只要证型符合火毒内炽、内伤阴津者，均可使用。这样的患者通常表现为大热烦躁，口燥咽干，谵语不眠；或热病吐血、衄血；或热甚发斑，或身热下利，或湿热黄疸；或外科痈疡疔毒。小便黄赤，舌红苔黄，脉数有力。

▶▶▶ 服用黄连解毒汤的注意事项

本方为泻火解毒的基本方，泻实之力较强，故体弱者当慎用。且其大苦大寒之剂，不宜久服或或过量服用，非火盛者不宜使用。

二 甘露消毒丹——湿热毒邪借此平

▶▶▶ 甘露消毒丹的组成和起源

甘露消毒丹一方首载于《医效秘传》，此书属伤寒温病著作，原为清代叶桂著述，但亦有人认为是托名的著作。刊于 1831 年，前二卷以辨析伤寒及伤寒诸证为主，兼论多种温病，俾伤寒温病之辨当有所遵循。

甘露消毒丹的组成：飞滑石 15 克，淡黄芩 10 克，绵茵陈 15 克，白蔻仁 6 克，石菖蒲 6 克，川贝母 5 克，木通 5 克，藿香 10 克，连翘 10 克，薄荷 4 克，射干 4 克，神曲糊丸。

其方名也别有一番韵味："甘露"，指甘美的雨露。老子云："天地相合，以降甘露"。古人迷信此为太平之瑞兆。王晋三云："消暑在于消湿去热……湿热既去，一若新秋甘露降而暑气潜消。""消毒"，谓能消除毒疫之气。本方清热解毒，淡渗利湿，芳香化浊，用于湿温，邪在气分诸证，疗效甚佳，以消除湿热毒邪，有如"甘露"降临，而暑气潜消，因此称为"甘露消毒丹。"

▶▶▶ 甘露消毒丹的巧妙搭配

甘露消毒丹，是糖尿病湿毒浸渍的常用方。方中重用滑石、茵陈、黄芩，其中滑石利水渗湿，清热解暑，两擅其功；茵陈善清利湿热而退黄；黄芩清热燥湿、泻火解毒。三药相合，正合湿热并重之病机，共为君药。湿热留滞，易阻气机，故以石菖蒲、藿香、白豆蔻行气化湿，悦脾和中，令气畅湿行；木通清热利湿通淋，导湿热从小便而去，以益其清热利湿之力。热毒上攻，颐肿咽痛，故佐以连翘、射干、贝母、薄荷，合以清热解毒、散结消肿而利咽止痛。若黄疸明显者，宜加栀子、大黄清泄湿热；咽颐肿甚，可加山豆根、板蓝根等以解毒消肿利咽。

▶▶▶ 哪些糖尿病病人适合使用

甘露消毒丹原书记载是治疗湿温时疫，湿热并重之证，为夏令暑湿季节常用方，故王士雄誉之为“治湿温时疫之主方”。笔者常用以治疗糖尿病合并下肢感染（如丹毒）、糖尿病足伴感染等阴伤兼夹湿毒浸渍的患者，常症见身热肢酸，口渴尿赤，或咽痛身黄，舌苔白腻或微黄等。

▶▶▶ 服用甘露消毒丹的注意事项

本方属化湿解毒之基本方，一般只要辨证准确，运用合理，无明显不良反应。

三 四妙勇安汤——糖足用之毒血清

▶▶▶ 四妙勇安汤的组成和起源

四妙勇安汤最早见于华佗《神医秘传》：“此疾发于手指或足趾之端，先�而后痛，甲现黑色，久则溃败，节节脱落。内服药用金银花三两、玄参三两、当归二两、甘草一两，水煎服。”清代医家鲍相敖称其治疗脱疽“一连十剂，永无后患”，收载于《验方新编》中。《验方新编》为清代鲍相敖纂辑，梅启照增辑。全书共24卷，是一部博载民间习用奇验良方为主，兼收医家精论治验的方书。

现代临床常用量：金银花 60 ~ 90 克，玄参 60 ~ 90 克，当归 30 ~ 60 克，甘草 15 ~ 30 克。

▶▶▶ 四妙勇安汤的巧妙搭配

四妙勇安汤，原书记载是治疗脱疽的代表方，现代临床中，本方在内分泌、心血管及皮肤病等方面运用极为广泛。本方功用清热解毒、活血养血、通络止痛，方中重用金银花、玄参为君以清热解毒，两药合用，既清气分邪热，又解血分热毒，况玄参尚有养阴散结之效。臣以当归之温润，活血祛瘀，流通血脉，补养阴血以濡四末。甘草生用，一则助金银花泻火解毒；二则合当归、玄参养阴生津；三则调和诸药，为佐使。药虽四味，量大力专，共奏清热解毒、活血止痛之功。本方药仅四味，用之巧妙，服后能药到病除，永无后患，因“永”与“勇”同音，故名“四妙勇安汤”。也有谓其药用四味，妙到好处，药物量大力专，勇猛力雄，服后药到病除人安，故以此名之。

▶▶▶ 哪些糖尿病病人适合使用

四妙勇安汤，适用于热毒较甚而有阴血耗伤之脱疽，以患处红肿痛甚，烦热口渴，舌红，脉数为证治要点。此方在糖尿病周围神经病变、糖尿病足及合并丹毒时多有运用，且屡见奇效。

曾有一患者，王某，女，40 岁，农民，因“反复渴

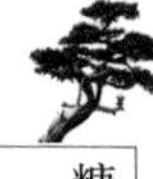

饮 1 年，发现血糖升高 1 周”入院，伴有下肢麻木、刺痛明显，长期失眠，生活质量差。查体：焦虑面容，腹型肥胖，双下肢足背动脉及胫前动脉搏动可，完善相关辅助检查，入院诊断：2 型糖尿病，糖尿病周围神经病变，入院后给予控制血糖、抗焦虑及止痛、营养神经等治疗，血糖控制可，但下肢疼痛缓解欠佳，结合患者舌苔脉象，予四妙勇安汤加减口服，连用 2 周后诸症即减，可见此方勇猛力雄，药到病除。

▶▶▶ 服用四妙勇安汤的注意事项

本方属清热解毒、活血止痛之基本方，方中药味较少，量大力专。故体弱者当慎用。且其大苦大寒之剂，不宜久服或过量服用，非火盛者不宜使用。

第二讲
特色成药

一 降糖通脉片——降糖通络补气阴

主要成分：太子参、黄芪、黄精、天冬、麦冬、玄参、天花粉、苍术、知母、葛根、黄连、丹参、益母草、赤芍、水蛭、川牛膝、鸡血藤、威灵仙、荔枝核、地龙、川芎。

功能主治：益气养阴，化瘀解毒，通经活络。适用于糖尿病慢性血管病变，改善糖尿病多饮、多食、多尿、消瘦、乏力等症状，预防、延续和治疗糖尿病患者心、脑、肾、眼底等慢性血管病变及末梢神经病变。

注意事项▸对本品过敏者不用，定期复查血糖。

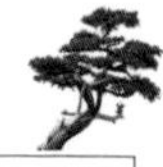

二 黄葵胶囊——清利湿热浮肿灵

主要成分：黄蜀葵花。

功能主治：清利湿热，解毒消肿。用于各种慢性肾病之湿热证，症见浮肿、腰痛，蛋白尿、血尿，舌苔黄腻等。在糖尿病的治疗中，可用于治疗糖尿病肾病，尤其在降低尿蛋白上疗效明显。

曾有一患者李某某，女，61岁，2013年5月8日初诊。患者有糖尿病史12年，高血压病史5年，血压控制在130~140/70~90mmHg。近3个月来出现下肢浮肿，视物模糊，全身乏力，腰酸腿软。查尿蛋白（+++），空腹血糖9.2mmol/L，血肌酐36.8μmol/L。刻下：双下肢浮肿，舌淡苔白，脉细。嘱患者继续控制血糖、血压，低盐低脂优质低蛋白饮食，并予黄葵胶囊口服。患者3周后来诊，浮肿症状明显改善。查尿蛋白（+），患者乏力、腰酸等症状均缓解。嘱患者继服黄葵胶囊以泄浊解毒、巩固疗效。

注意事项▸孕妇忌服。

三 火把花根片——糖肾蛋白用之应

主要成分：昆明山海棠。

功能主治：祛风除湿，舒筋活络，清热解毒。在糖尿病的治疗中，可用于治疗糖尿病肾病，尤其对于重度及难治性尿蛋白的患者疗效明显。但其不良反应较大，主要有以下几个方面：❶ 对性腺有明显的抑制作用，女性月经减少或闭经，男子精子减少或消失。服药时间越久，对性腺的抑制越明显。停药后多数患者可恢复。❷ 对骨髓有抑制作用，可引起白细胞和血小板减少。❸ 使用本品后，部分患者出现恶心、胃部不适、纳差、腹胀、胃痛、腹泻、便秘、口腔溃疡、皮疹、心慌，应终止治疗，给予相应处理措施或遵医嘱处理。

注意事项 ▸ 以下几类人群应禁用：❶ 孕妇、哺乳期妇女或患有肝脏疾病等严重全身病症者禁用；❷ 处于生长发育期的婴幼儿、青少年及生育年龄有孕育要求者不宜使用，或全面权衡利弊后遵医嘱使用；❸ 患有骨髓造血障碍者禁用；❹ 胃、十二指肠溃疡活动期禁用；❺ 严重心律失常者禁用。

在运用时还应注意：❶ 本品应在医生指导下使用；❷ 为观察本品可能出现的不良反应，用药期间应注意定期随诊及检查、复查血、尿常规及心电图和肝肾功能；❸ 心、肝、肾功能不全或严重贫血、白细胞、血小板低下者慎用；❹ 一般连续用药不宜超过 3 个月。如需继续用药，应由医生根据患者病情及治疗需要决定，必要时应及时停药，给予相应的处理。

第三讲 单方验方

单方是配伍比较简单而有良好药效的方剂，往往只有一二味药，力专效捷，服用简便。因此，在我们日常生活中也发挥着重要作用，但也应该在医生指导下合理运用。在此，我们也简单介绍几味单方，以供广大读者参考。

一 黄连——泻火解毒降糖灵

黄连始载于《神农本草经》，列为上品，别名：味连、川连、鸡爪连，属毛茛科、黄连属多年生草本植物。黄连味苦，性寒，归心、胃、肝、大肠经，具有清热燥湿、泻火解毒的功效。

现代研究显示，黄连具有以下几方面的作用：抗菌、抗病原微生物、抑制病毒、扩张血管、抗心律失常、利胆、防治胃黏膜损伤和溃疡、抑制血栓形成等。对于糖尿病而言，现代研究证实黄连素可明显降低血糖及改善胰岛素抵抗。以黄连解毒汤为代表的一些方子也常常用来治疗糖尿病，将黄连与半夏、陈皮等药配伍运用，不仅可以降糖，还可以起到控制患者体重的作用。

用法用量▸ 内服：煎汤，1.5～3g；研末，每次0.3～0.6g；或入丸、散。外用：适量，研末调敷；或煎水洗；或熬膏；或浸汁用。

注意事项▸ 本品大苦大寒，过服久服易伤脾胃，脾胃虚寒者忌用。苦燥伤津，阴虚津伤者慎用。因此，广大读者在具体应用时还需注意其不良反应，最好能在医师指导下正确运用。

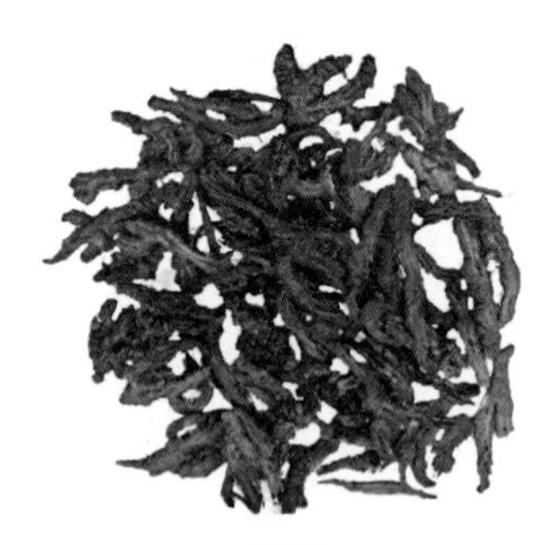

黄连

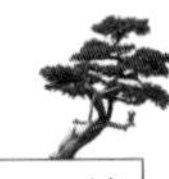

二 金银花——神经病变用之行

金银花始见于《神农本草经》，原书载："金银花性寒味甘，具有清热解毒、凉血化瘀之功效，主治外感风热、瘟病初起、疮疡疔毒、红肿热痛、便脓血"。金银花又名银花、忍冬。中医学认为，金银花性寒、味甘、气平，具有清热解毒之功效，可以治疗热毒肿疡、痈疽疔疮等症。由于兼有宣散作用，故又可治疗外感风热和温病初起。

如治疗风热感冒的银翘解毒片（丸），就是以金银花为主药的。与黄芩配伍制成的银黄片，可以治疗急性上呼吸道感染、急性咽喉炎、急性扁桃体炎等。金银花加水蒸馏可获得“金银花露”，有清暑解热的作用，可以治疗小儿热疖、痱子、暑热等症。

药理实验表明，金银花具有广泛的抗菌谱，对痢疾杆菌、伤寒杆菌、大肠杆菌、百日咳杆菌、白喉杆菌、绿脓杆菌、结核杆菌、葡萄球菌、链球菌、肺炎双球菌等，均具有抑制作用，还有抗流感病毒的作用。

而金银花对于糖尿病而言，不仅可以作为糖尿病的辅助治疗用药，也可用以治疗糖尿病并发症，如神经病变、糖尿病足等。既可以内服，也可以外用，并且在合理运用时不会出现明显不良反应。

用法用量 ▸ 内服：煎汤，10～20g；或入丸散。外用：适量，捣敷。

注意事项 ▸ 脾胃虚寒者忌服。

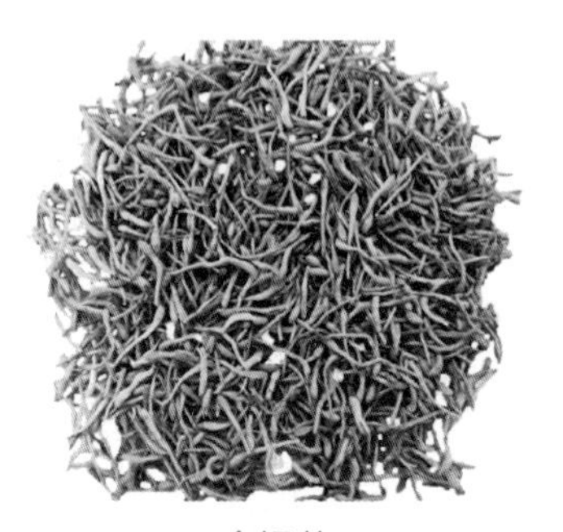
金银花

三　黄蜀葵花——保肾解毒蛋白清

黄蜀葵花属锦葵科植物黄蜀葵的干燥花冠，首见于《嘉祐本草》，原文记载“治小便淋及催生，又主诸恶疮脓水久不瘥者，作末敷。”中医学认为，其甘，寒，滑，无毒，具有通淋、消肿、解毒的功效。可用于治疗砂石淋、痈疽肿毒恶疮、汤火灼伤、小儿口疮、小儿木舌、小儿秃疮。

现代临床研究发现，黄蜀葵花主治各种原因导致的慢性肾病（包括糖尿病肾病），其有效成分为黄酮类化合物，临床研究显示其可显著降低尿蛋白、血脂、尿 NAG，减轻小管 - 间质损伤，提高血浆白蛋白，保护肾功能，改善肾病变的进程。与临床常用的免疫抑制剂相比较，具有无不良反应，可长期服用的显著优点，可帮助慢性肾炎患者长期稳定病情，控制病情发展，但其作用机制及位

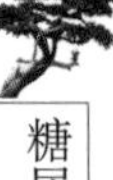

点，尚在进一步研究中。此药资源有限，生药相对难以买到，而成药制剂如黄葵胶囊较易购买。

用法用量 ▸ 内服：煎汤，5～15g；或研末，3～6g。外用：适量，研末调敷；或油浸涂。

注意事项 ▸ 孕妇忌服。

四 昆明山海棠——降尿蛋白有毒性

昆明山海棠为卫矛科植物昆明山海棠的根。以火把花之名始载于《本草纲目》草部毒草类钩吻条下，“因其花红，而性热如火。”故名火把花，又因药性毒烈而名断肠草。《植物名实图考》以昆明山海棠之名收载，云：“山海棠生昆明山中。树高丈余，大叶如紫荆而粗纹，夏开五瓣小花，绿心黄蕊，密簇成攒。旋结实如风车，形与山药子相类，色嫩红可爱，山人折以售为瓶供。”按以上描述及附图实为本种无疑。

中医学认为，其味苦、辛，味微温；有大毒；归肝、脾、肾经；具有祛风除湿、活血止血、舒筋接骨、解毒杀虫的功效。可用治风湿痹痛、半身不遂、疝气痛、痛经、月经过多、产后腹痛、出血不止、急性传染性肝炎、慢性肾炎、红斑狼疮、癌肿、跌打骨折、骨髓炎、骨结核、附睾结核、疮毒、银屑病、神经性皮炎。现代研究显示：其具有抗炎、抑制免疫、抗生育和抗癌的作用。

在糖尿病的治疗中，昆明山海棠主要用于糖尿病肾病的治疗，主要在降低尿蛋白、控制肾脏病变进程方面疗效好。现已制成中成药，但其毒性较大，务必在医师指导下服用。

用法用量 ▸ 内服：煎汤，6～15g，先煎；或浸酒。外用：适量，研末敷；或煎水涂；或鲜品捣敷。

注意事项 ▸ 务必在医师指导下使用。孕妇禁服。小儿及育龄期妇女慎服。不宜过量或久服。少数患者久服本品可引起闭经、精子减少或缺如，胃部疼痛等。超量服用，可致中毒。严重者可因呼吸突然停止而死亡。此外，还可出现尿闭、血红蛋白尿、体温升高、毛发脱落及皮肤糠状脱屑等。

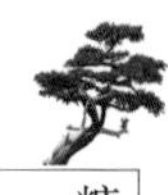

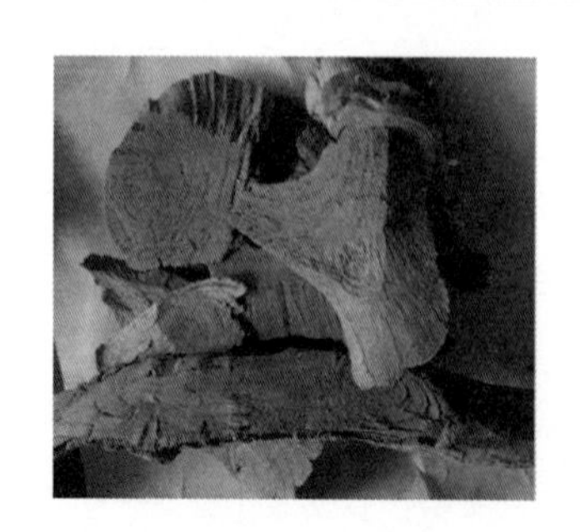

第四讲 食养调护

饮食治疗对于糖尿病患者很重要，合适的饮食可以帮助糖尿病患者控制血糖，延缓糖尿病并发症的发生。

一 绿豆——解毒降脂防脉硬

中医认为，绿豆味甘，性寒，入心、胃经，具有清热解暑、止渴利尿、消肿止痒、收敛生肌、明目退翳等作用，解一切食物中毒。《本草纲目》里记载：用绿豆煮食，可消肿下气、清热解毒、消暑解渴、调和五脏、安精神、补元气、滋润皮肤；绿豆，解诸毒、治疮肿、疗烫伤；绿豆皮，解热毒、退目翳；绿豆芽，可解毒。

这种食材对糖尿病患者的辅助治疗是很有益处的。有的人认为，绿豆是淀粉类食物，担心增高血糖而不敢多吃，其实适量地吃一点绿豆，不但可以辅助治疗糖尿病，还可以为身体提供其他所必需的营养要素。此外，绿豆还有许多其他功效和用途。

❁ 绿豆衣适量与鲜荷叶煮水，冷却后可作解暑凉茶，并可去痱子。

❁ 绿豆配甘草煮汁饮服，可解疖肿疮毒、药物中毒及酒食中毒。

❁ 用仙人掌捣烂与绿豆粉调成糊状外敷，对治疗乳腺炎、腮腺炎有一定作用。

❁ 用绿豆粉加冰片调匀外敷，可止湿疹皮炎瘙痒。

❁ 有高血压和高脂血症的患者常食绿豆，有辅助降血压和防止血脂升高的作用。

❁ 用绿豆、赤小豆、黑豆各 15 克，水 800 毫升，文火煮之，加红糖少许，名为“三豆汤”，常饮可清热解毒，民间还用绿豆衣、干菊花装入枕芯做枕，可清火、明目、降血压。

现代药理研究发现，绿豆中的某些成分直接有抑菌作用。通过抑菌试验证实，绿豆衣提取液对葡萄球菌有抑制作用。根据有关研究，绿豆所含的单宁能凝固微生物原生质，可产生抗菌活性。绿豆中的黄酮类化合物、植物甾醇等生物活性物质可能也有一定程度的抑菌抗病毒作用。由此可见，绿豆可以在一定程度上防止一些糖尿病患者因免疫功能降低及血糖偏高而引起的各种感染。另外，糖尿病患者本身，由于胰岛素不足，脂肪组织摄取葡萄糖及从血浆移除甘油三酯减少，脂肪合成减少，血游离脂肪酸、甘油三酯浓度增高，经常食用绿豆还可以防止高胆固醇血症，防止低密度脂蛋白、极低密度脂蛋白增高，从而防止糖尿病患者发生动脉粥样硬化。

二 芹菜——解毒除渴血压平

芹菜为伞形科植物，因其浓香，又叫香芹，入药又称“药芹”。芹菜除含有丰富的蛋白质、脂肪、碳水化合物外，还含有钙、磷、铁等微量元素、丰富的维生素以及芹菜碱、芫荽碱、甘露醇等物质，此外还有丰富的膳食纤维，高膳食纤维能减缓消化道对碳水化合物的分解吸收，有利于稳定血糖，由于高纤维素食物让血糖浓度的上升变得缓慢，也保护了受损胰腺的功能，适合糖尿病患者食用。另外，常吃芹菜可以稳定血压，改善血脂代谢紊乱，预防动脉硬化，对于糖尿病合并高血压、冠心病、高脂血症的患者都具有辅助治疗的作用。

中医学认为，芹菜性味甘、微苦，性凉，有消肿解毒、散瘀破结、降压止眩之效。可以消除糖尿病的湿毒和热毒之证。平时，我们选购芹菜时，应选择大小整齐、菜叶翠绿、新鲜无老梗的，可用手轻掰芹菜茎部，如果容易折断即为嫩菜。芹菜中含有挥发性的芹菜油，不宜久炒，凉拌或做馅可以更好保存芹菜的营养。值得一提的是，芹菜叶含胡萝卜素和维生素 C 比茎多，芹菜叶子比茎营养更丰富，因此不要择茎弃叶，为去掉芹菜叶的苦味，可以用开水烫一下再用。

芹菜做法：

❶ **芹菜汁：**芹菜 150g 洗净后切成小段，砂锅中放入适量矿泉水，煮开后放入芹菜煮熟，将芹菜及水放入食品加工机中打成泥，过滤掉菜泥即可。对糖尿病消渴烦饮等症状有很好的辅助治疗作用。

❷ **芹菜粥：**主料：芹菜 60 克，粳米 100 克，调料：冰糖、盐、味精各适量；小火慢炖。芹菜粥具有降糖降脂、平肝清热、止咳健胃的功效，是一道很有利于健康的美食。适用于高血压、糖尿病等。此粥作用较慢，需要频服久食，方可有效，应现煮现吃，不宜久放。

三 白萝卜——解毒生津利气行

白萝卜是一种常见的蔬菜，生食熟食均可，其味略带辛辣味，是一种根茎类蔬菜，属于十字花科萝卜属植物。根据营养学家分析，白萝卜生命力指数及防病指数均较高。至今种植有千年历史，在饮食和中医食疗领域有广泛应用。

中医认为，萝卜性凉，味甘、辛，有清热解毒生津的作用。

现代研究显示，白萝卜含芥子油、淀粉酶和粗纤维，具有促进消化，增强食欲，加快胃肠蠕动和止咳化痰的作用，为食疗佳品，可以治疗或辅助治疗多种疾病，《本草纲目》称之为“蔬中最有利者”。所以，白萝卜在临床实践中有一定的药用价值。

“萝卜响，咯嘣脆，吃了能活百来岁”等谚语也早就流传开来。白萝卜含有辛辣成分芥子油，促进脂肪新陈代谢，可避免脂肪在皮下堆积，改善糖尿病患者脂肪代谢的异常。

白萝卜常用做法：

❶ **萝卜粥：**将鲜萝卜250g洗净切成小块（或捣成萝卜汁），与100g粳米同放锅内加适量水煮粥，煮熟后可加少量食盐调味食用（最好不放油）。有止消渴、消食利膈、止咳化痰的作用。可治糖尿病，咳喘痰多，胸膈满闷，食积饱胀，老年人或体弱者慢性气管炎。

❷ **天门冬萝卜汤：**将天门冬15～30克煎水，去渣取汁，用此水再加适量清水，加入火腿肉或咸肉（切长条薄片）150克，煮沸后，将切好的萝卜丝300克放入同煮。煮熟后加入适量食盐，少量香葱末、胡椒末调味食用，可分作几次佐餐食用，有增强体力，止咳，消除疲劳的作用。长期食用对糖尿病有辅助治疗作用。

❸ 白萝卜切片晒干，夏天作汤食，可解渴益气。

❹ 白萝卜煮浓汁，热洗，泡脚，可清除局部热毒。

四　苦瓜——清热解毒降糖灵

苦瓜为葫芦科植物。原产于印度，古称“南番”，明末传入我国。其子实大，外壳具瘤状突起。优良品种的苦瓜，瓜形大、瓜肉厚、苦中带甘，为苦瓜上品。含蛋白质、脂肪、膳食纤维、碳水化合物、胡萝卜素、视黄醇、硫胺素、核黄素、尼克酸、维生素C、维生素E、钾、钠、钙、镁、铁、锰、锌、铜、磷、硒等。其性寒，味苦，具有清热解毒、养血益气、补肾健脾、滋肝明目的功效。现代药理研究表明：苦瓜中的苦瓜甙和苦味素能增进食欲，降低血糖；所含的生物碱类物质奎宁，有利尿活血、消炎退热、清心明目的功效。有辅助降糖的作用。

苦瓜的做法：

❶ **苦瓜汁：**鲜苦瓜打汁。除了能降血糖、防止动脉粥样硬化，还可以预防坏血病、保护细胞膜、提高机体应激能力、保护心脏等，是绝佳的健康药用饮品。

❷ **苦瓜炒鸡蛋：**首先准备好一根苦瓜、两个鸡蛋，将磕入碗中的鸡蛋打散，苦瓜洗净后把中间的白色芯挖去，再把苦瓜切成细碎状，油温后，用葱炝锅，把苦瓜丁放入，翻炒至稍能感觉有点出水，倒入打散的鸡蛋，翻炒至鸡蛋成型，加盐拌匀即可出锅。鸡蛋含卵磷脂，有降血

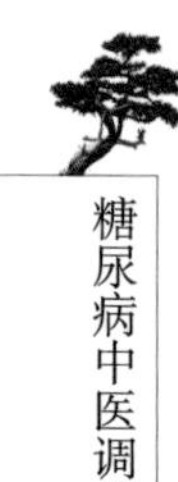

脂、调节脂肪代谢的作用，与苦瓜同炒，可以改善糖尿病患者身体状况。

❸ 苦瓜蛤蜊汤：先将苦瓜洗净切成圈状，葱姜切丝备用，蛤蜊泡入水中，加入一点盐，使其吐沙，锅中加入冷水，放入苦瓜、姜丝，接着倒入干净的蛤蜊，开大火煮沸，蛤蜊只要一张口即可关火，加入一点盐，最后放入葱花，加入几滴麻油调味。蛤蜊具有软坚、化痰、利水的作用，和苦瓜同食，可以加强调节体内糖脂代谢的作用。

学习心得

学习心得